Anand Suresh
Sukhvinder Singh

A inteligência artificial revoluciona a endodontia

Anand Suresh
Sukhvinder Singh

A inteligência artificial revoluciona a endodontia

Avanços recentes em Endodontia

ScienciaScripts

Imprint
Any brand names and product names mentioned in this book are subject to trademark, brand or patent protection and are trademarks or registered trademarks of their respective holders. The use of brand names, product names, common names, trade names, product descriptions etc. even without a particular marking in this work is in no way to be construed to mean that such names may be regarded as unrestricted in respect of trademark and brand protection legislation and could thus be used by anyone.

Cover image: www.ingimage.com

This book is a translation from the original published under ISBN 978-620-3-47170-0.

Publisher:
Sciencia Scripts
is a trademark of
Dodo Books Indian Ocean Ltd. and OmniScriptum S.R.L publishing group

120 High Road, East Finchley, London, N2 9ED, United Kingdom
Str. Armeneasca 28/1, office 1, Chisinau MD-2012, Republic of Moldova, Europe
Managing Directors: Ieva Konstantinova, Victoria Ursu
info@omniscriptum.com

Printed at: see last page
ISBN: 978-620-8-52782-2

ÍNDICE

Capítulo 1: Visão geral da Inteligência Artificial

A Inteligência Artificial (IA) refere-se ao desenvolvimento de sistemas informáticos capazes de realizar tarefas que normalmente requerem a inteligência humana. Isto engloba áreas como a aprendizagem, o raciocínio, a resolução de problemas, a perceção e o processamento de linguagem natural. O principal objetivo da IA é criar sistemas que possam funcionar de forma autónoma, compreender dados complexos e tomar decisões informadas com um mínimo de intervenção humana.[1]

A capacidade das máquinas para exibir um determinado tipo de inteligência é conhecida como inteligência artificial (IA). Para resolver uma série de problemas, o objetivo desta investigação era criar e construir máquinas que pudessem aprender com os dados.[1] A investigação e as medidas de desempenho atualmente disponíveis para avaliar os modelos de aprendizagem automática (AM) não demonstraram uma melhoria dos resultados clínicos. As recomendações do médico para a terapia determinam, em última análise, o impacto nos resultados clínicos, considerando o doente como um todo, os benefícios líquidos das opções de tratamento disponíveis e a vontade do doente de cumprir o tratamento, embora os modelos possam ser capazes de identificar com precisão perturbações em imagens ou fazer suposições com base em registos de saúde electrónicos.

Na área da saúde, a IA surgiu como uma tecnologia transformadora, com aplicações que vão desde a análise preditiva e a cirurgia robótica até à medicina personalizada e ao diagnóstico por imagem. A aplicação da IA na endodontia - uma especialidade dentária que se centra no estudo e tratamento da polpa dentária e dos tecidos que rodeiam as raízes de um dente - é imensamente promissora para melhorar os resultados clínicos, aumentar a eficiência do tratamento e revolucionar os cuidados ao paciente.[1]

A evolução da IA

A história da IA remonta a meados do século XX, quando pioneiros como Alan Turing e John McCarthy conceptualizaram pela primeira vez máquinas que podiam "pensar" como os seres humanos. No entanto, os rápidos avanços na capacidade de computação, nos algoritmos e na disponibilidade de dados nas últimas duas décadas aceleraram a aplicação prática da IA em vários domínios, nomeadamente na medicina e na medicina dentária.[2]

- 1950s: O artigo seminal de Alan Turing sobre a inteligência das máquinas e o desenvolvimento do Teste de Turing, que estabeleceu padrões de referência para a inteligência das máquinas.

- 1980s: Surgimento dos sistemas periciais e das primeiras redes neuronais, que tinham por objetivo simular os processos humanos de tomada de decisões.
- 2010s: Desenvolvimento de técnicas de aprendizagem profunda, que utilizam redes neurais multicamadas para resolver problemas complexos, como o reconhecimento de imagens, a tradução de línguas e a condução autónoma.

Tipos de IA

- IA estreita: também conhecida como IA fraca, refere-se a sistemas de IA concebidos para lidar com uma tarefa específica, como diagnosticar uma doença a partir de imagens médicas ou recomendar um plano de tratamento. Na endodontia, a IA estreita pode ajudar a automatizar tarefas de rotina, reduzindo o erro humano e libertando tempo para procedimentos mais complexos.[2]

- IA geral: Este tipo de IA, que ainda é largamente teórico, teria a capacidade de compreender, aprender e aplicar a inteligência numa vasta gama de tarefas. No futuro, a IA geral poderá ser capaz de executar todas as funções relacionadas com a endodontia - diagnóstico, tratamento e cuidados ao doente - independentemente da supervisão humana.[2]

- Superinteligência: Trata-se de uma IA que ultrapassa a inteligência humana em todos os domínios. Embora seja uma possibilidade longínqua, alguns investigadores acreditam que a IA poderá um dia evoluir até um ponto em que possa superar os especialistas em todos os domínios, incluindo os cuidados de saúde e a medicina dentária.[2]

Principais tecnologias de IA

- Aprendizagem automática (AM): Um subconjunto da IA, o ML envolve o treino de algoritmos em grandes conjuntos de dados para que possam reconhecer padrões e fazer previsões. Na endodontia, o ML pode ajudar na análise de radiografias e exames CBCT, ajudando os médicos a identificar fracturas radiculares, infecções e outras condições que podem passar despercebidas ao olho humano. O objetivo da aprendizagem automática é permitir que as máquinas aprendam com os dados para que possam resolver problemas por si próprias, sem a ajuda de humanos.

- Aprendizagem profunda (DL): Uma forma mais avançada de aprendizagem automática que utiliza redes neurais com várias camadas para analisar dados de formas cada vez mais abstractas. A DL tem-se mostrado muito promissora em áreas como o reconhecimento de imagem e de voz, tornando-a particularmente útil no diagnóstico e tratamento de doenças dentárias.

- Processamento de linguagem natural (PNL): Permite que os computadores compreendam e processem a linguagem humana, permitindo que os sistemas de IA interpretem registos de pacientes, gerem relatórios e até se envolvam na comunicação médico-paciente. Dado um conjunto de restrições matemáticas, as redes neuronais (NN) podem converter qualquer entrada - por exemplo, uma radiografia que mostre um dente cariado - numa saída específica, como "dente cariado". Estas NNs podem ser treinadas para representar com exatidão as estruturas estatísticas subjacentes presentes na entrada, se houver dados e capacidade de processamento suficientes. Uma NN é repetidamente alimentada com pontos de dados com as suas etiquetas (para uma tarefa de classificação) ou saídas numéricas (para uma tarefa de regressão) durante o treino. Os pesos do modelo, que mostram como os neurónios estão ligados uns aos outros.

- Visão computacional: Um domínio da IA que permite às máquinas interpretar e analisar dados visuais. Na endodontia, a visão por computador pode ajudar a interpretar radiografias e a efetuar tarefas de diagnóstico automatizadas.

Tanto para o diagnóstico como para o planeamento do tratamento, os endodontistas dependem sobretudo da interpretação de imagens de diagnóstico, tais como radiografias intra-orais, tomografias computorizadas de feixe cónico e imagens de ortopantomografia. As CNNs de várias camadas podem ser úteis para a análise de imagens de raios X com base em IA, uma vez que a técnica se baseia na confirmação simultânea de caraterísticas adaptativas da imagem e na classificação de imagens, eliminando a necessidade de introduzir sinais de imagem predefinidos para calibrar o processo de identificação. Se os dentistas tiverem conhecimentos sobre a morfologia das raízes e a anatomia dos canais radiculares, podem efetuar a terapia dos canais radiculares sem necessidade de cirurgia. A IA é capaz de detetar irregularidades morfológicas e erros cometidos aquando do mapeamento de novos canais.

Capítulo 2: Noções básicas de endodontia

A endodontia é o ramo da medicina dentária que se ocupa da prevenção, diagnóstico e tratamento de doenças e lesões relacionadas com a polpa dentária e os tecidos circundantes. Está normalmente associada ao procedimento conhecido como terapia de canal, que tem como objetivo salvar um dente que ficou infetado ou danificado devido a trauma ou cárie.[4]

Os tratamentos endodônticos são cruciais porque podem preservar um dente que de outra forma teria de ser extraído, ajudando a manter a função dentária natural do paciente. No entanto, a endodontia apresenta vários desafios que afectam tanto o diagnóstico como o tratamento dos sistemas de canais radiculares.[4]

Procedimentos endodônticos comuns

- Terapia do canal radicular (TRC): Este é o procedimento mais comum em endodontia. Envolve a remoção da polpa infetada ou danificada do dente e, em seguida, a limpeza, modelação e selagem do canal radicular para evitar futuras infecções. O sucesso do procedimento depende de um diagnóstico eficaz e de um planeamento preciso do tratamento.

- Capeamento pulpar: Nos casos em que a polpa foi exposta mas ainda é viável, é efectuado o capeamento pulpar para preservar a vitalidade do dente. Este procedimento requer um elevado nível de precisão para evitar complicações adicionais.

- Retratamento endodôntico: Por vezes, uma terapia de canal anterior pode falhar devido a vários factores, como canais perdidos ou reinfeção. O retratamento implica reabrir o dente, limpá-lo novamente e voltar a selar os canais.

- Apicoectomia: Nos casos em que a infeção persiste apesar do tratamento convencional do canal radicular, pode ser efectuada uma apicoectomia. Isto envolve a remoção cirúrgica da ponta da raiz do dente juntamente com qualquer tecido infetado.

- Regeneração pulpar: Uma nova fronteira na endodontia, a regeneração pulpar é um processo que visa regenerar o tecido pulpar utilizando células estaminais e factores de crescimento. Esta técnica oferece uma alternativa promissora à terapia tradicional de canal radicular para pacientes jovens com desenvolvimento incompleto da raiz.

Desafios em Endodontia

A endodontia envolve procedimentos complexos em que a precisão e a análise pormenorizada são fundamentais. Os principais desafios da endodontia incluem:[5]

1. Diagnóstico exato: Muitas condições endodônticas, tais como fissuras subtis ou infecções em fase inicial, são difíceis de diagnosticar através dos métodos tradicionais. As radiografias nem sempre revelam claramente estes problemas e os sintomas clínicos podem ser vagos.
2. Sistemas complexos de canais radiculares: Cada dente tem um sistema radicular único, com um número variável de canais e formas anatómicas. A localização e limpeza exactas destes canais é essencial para o sucesso do tratamento.
3. Insucesso do tratamento: Em alguns casos, os tratamentos endodônticos falham devido a problemas como reinfeção ou selagem inadequada. Assegurar taxas elevadas de sucesso nos procedimentos de canal radicular continua a ser um dos principais objectivos neste campo.
4. Ansiedade do paciente e controlo da dor: Muitos pacientes sentem uma ansiedade significativa em relação aos procedimentos dentários, e a gestão eficaz da dor durante e após o tratamento é fundamental para o conforto do paciente e o sucesso do procedimento. Tendo em conta estes desafios, a endodontia tornou-se um candidato privilegiado para os avanços tecnológicos, particularmente os trazidos pela IA.

Capítulo 3: IA no diagnóstico por imagem

O papel da imagiologia no diagnóstico endodôntico

Na endodontia, o diagnóstico por imagem é essencial para detetar e avaliar a extensão das doenças da polpa dentária, lesões periapicais, fracturas e outras condições. As técnicas de imagiologia mais utilizadas são:[6]

- Radiografias: As radiografias 2D tradicionais são frequentemente utilizadas para identificar problemas na estrutura interna do dente, incluindo a presença de infecções, quistos ou fracturas. No entanto, estas imagens têm limitações, particularmente quando se trata de avaliar com precisão sistemas complexos de canais radiculares.

- Tomografia computorizada de feixe cónico (CBCT): Esta técnica de imagiologia 3D fornece representações mais detalhadas e precisas do dente e das estruturas circundantes. A CBCT permite que os médicos visualizem a anatomia do canal radicular em três dimensões, melhorando a precisão do diagnóstico e do planeamento do tratamento.

Apesar da utilidade destas modalidades de imagiologia, a interpretação humana das radiografias pode ser afetada por factores como a qualidade da imagem, a fadiga e a complexidade inerente das imagens. É aqui que as ferramentas baseadas em IA podem fazer uma diferença significativa.

Ferramentas de diagnóstico baseadas em IA na imagiologia

O impacto da IA no diagnóstico por imagem em endodontia tem sido profundo. Os algoritmos de IA, particularmente os construídos com base na aprendizagem automática (ML) e na aprendizagem profunda (DL), estão a ser cada vez mais integrados no software de imagiologia para ajudar os médicos na interpretação de radiografias e exames de CBCT.[7]

1. Deteção automatizada de patologias: Os algoritmos de IA podem ser treinados para detetar anomalias, como lesões periapicais, fracturas ou cáries, que podem ser difíceis de identificar a olho nu. Ao analisar milhares de imagens, a IA pode identificar padrões que os médicos podem ignorar.[7]

2. Segmentação dos sistemas de canais radiculares: As ferramentas de IA podem segmentar automaticamente o sistema de canais radiculares das estruturas circundantes, ajudando os

médicos a visualizar melhor a anatomia interna do dente. Isto pode reduzir significativamente o tempo gasto na identificação e planeamento manuais.[7]

3. Visualização 3D melhorada: O processamento de imagens com base em IA pode melhorar as reconstruções em 3D a partir de exames de CBCT, oferecendo vistas mais claras e detalhadas de sistemas complexos de canais radiculares. Isto é especialmente útil para casos difíceis, como dentes com várias raízes ou dentes com morfologia de canal invulgar.[7]

4. Análise preditiva: Os modelos de aprendizagem automática podem analisar casos anteriores e fornecer previsões sobre a probabilidade de sucesso ou fracasso do tratamento, ajudando os médicos a tomar decisões mais informadas.[7]

Estes avanços sublinham o potencial transformador da IA no diagnóstico endodôntico, melhorando tanto a precisão como a eficiência na prática clínica.

Capítulo 4: IA nos sistemas de apoio à decisão

IA na tomada de decisões clínicas

A IA não está apenas a revolucionar o diagnóstico por imagem, mas também a desempenhar um papel fundamental nos sistemas de apoio à decisão clínica (CDSS). Estes sistemas ajudam os médicos a tomar decisões bem informadas e baseadas em provas, fornecendo recomendações em tempo real com base na análise de dados.[10]

Os CDSS baseados em IA podem ser particularmente úteis na endodontia das seguintes formas:[10]

1. Planeamento do tratamento: A IA pode analisar dados específicos do paciente - como o historial médico, imagens de diagnóstico e sintomas clínicos - para recomendar o curso de tratamento mais adequado. Por exemplo, a IA pode ajudar a determinar se uma terapia de canal radicular é a melhor opção ou se devem ser considerados procedimentos alternativos, como uma apicoectomia ou extração.

2. Previsão de resultados: Os algoritmos de aprendizagem automática podem prever a taxa de sucesso de diferentes opções de tratamento através da análise de grandes conjuntos de dados de casos semelhantes. Por exemplo, um algoritmo pode prever a probabilidade de um canal radicular bem sucedido com base em factores como a localização do dente, a morfologia da raiz e a gravidade da infeção.

3. Otimização do tratamento: A IA também pode otimizar o processo de tratamento, sugerindo as técnicas mais eficientes e eficazes para a realização de procedimentos como a terapia de canais radiculares. Isto pode levar a uma redução do tempo de tratamento, menos complicações e melhores resultados.

4. Assistência em tempo real: Durante os procedimentos endodônticos, a IA pode fornecer orientação em tempo real. Por exemplo, os sistemas de IA podem ajudar os médicos a navegar pelas complexidades da anatomia do canal radicular, recomendando o melhor caminho para a instrumentação e obturação com base na anatomia 3D do dente.

Integrar a IA nos registos de saúde electrónicos (EHR)

À medida que os sistemas de saúde adoptam cada vez mais registos de saúde electrónicos (EHR), a IA está a desempenhar um papel importante na integração do apoio à decisão clínica diretamente nos registos dos doentes. Os algoritmos de IA podem analisar os dados dos doentes em tempo real, oferecendo informações sobre o diagnóstico, as opções de tratamento e os riscos potenciais. Esta integração permite uma tomada de decisões mais simples e garante que as recomendações baseadas em IA estão imediatamente disponíveis para o médico no local de prestação de cuidados.[11]

Desafios e limitações

Apesar da sua promessa, existem desafios à plena integração da IA nos sistemas de apoio à decisão clínica:

- Qualidade dos dados: Os modelos de IA são tão bons quanto os dados em que são treinados. Dados incompletos ou imprecisos podem resultar em recomendações abaixo do ideal.
- Confiança dos médicos: Muitos clínicos continuam hesitantes em confiar inteiramente nas recomendações da IA, especialmente em casos complexos em que a perícia humana é essencial.
- Considerações éticas: Os sistemas de IA no apoio à decisão têm de ser transparentes, explicáveis e responsáveis. Os médicos têm de compreender como são tomadas as decisões, especialmente no que diz respeito à segurança dos doentes e aos resultados dos tratamentos.

Capítulo 5: IA na robótica endodôntica

Visão geral dos sistemas robóticos em cirurgia

A robótica tem feito progressos significativos em vários domínios da medicina, incluindo a medicina dentária. A integração da IA nos sistemas robóticos permite uma maior precisão, uma maior eficiência e uma redução dos erros humanos. Na endodontia, os sistemas robóticos são particularmente benéficos na realização de procedimentos delicados como a terapia de canal, em que a navegação precisa dos instrumentos é essencial para o sucesso do tratamento.[12]

Os sistemas robóticos utilizados em endodontia incluem normalmente uma combinação de algoritmos de IA, sensores avançados e braços robóticos que podem auxiliar ou automatizar totalmente determinados procedimentos. Alguns sistemas fornecem orientação em tempo real durante a terapia de canal radicular, ajudando os médicos a navegar em sistemas radiculares complexos, otimizar a aplicação de ferramentas e alcançar o resultado desejado com maior precisão.[12]

Assistência robótica na terapia do canal radicular

A robótica melhorada por IA pode desempenhar um papel fundamental na realização de tratamentos de canais radiculares, especialmente nos casos em que a anatomia do canal radicular é complexa ou em que os tratamentos anteriores falharam. Ao integrar a IA nos sistemas robóticos, os médicos podem beneficiar do seguinte:[13]

1. Precisão melhorada: Os sistemas robóticos equipados com IA podem efetuar movimentos altamente precisos, permitindo uma limpeza e modelação precisas do canal radicular. Estes sistemas podem seguir um plano de tratamento pré-programado ou ajustado dinamicamente, garantindo que os instrumentos são guiados ao longo do caminho ideal.

2. Automatização de tarefas de rotina: Certos aspectos da terapia de canal radicular, como a instrumentação, irrigação e obturação, podem ser automatizados através de sistemas robóticos. A IA pode orientar o robô na execução destes passos com base em dados em tempo real da área de tratamento.

3. Minimizar o erro humano: Mesmo os médicos experientes podem cometer erros devido à fadiga, distracções ou à complexidade do caso. Os sistemas robóticos baseados em IA são concebidos para funcionar sem estas limitações, garantindo um tratamento consistente e de alta qualidade.

4. Ergonomia melhorada: Os sistemas robóticos podem ajudar os médicos ao fornecerem apoio ergonómico durante procedimentos demorados. Ao reduzir o esforço físico do médico, estes sistemas podem potencialmente diminuir o risco de lesões músculo-esqueléticas, que são comuns nos profissionais de medicina dentária.

5. Ajustes em tempo real: Os algoritmos de IA nos sistemas robóticos podem ajustar-se dinamicamente às alterações na anatomia do canal radicular durante o tratamento. Por exemplo, se se verificar que um canal é mais curvo ou estreito do que o inicialmente previsto, o sistema robótico pode modificar automaticamente os seus movimentos para acomodar estas variações, melhorando a precisão do tratamento.

Estudos de casos e aplicações no mundo real

Embora os sistemas robóticos em endodontia ainda se encontrem numa fase inicial de adoção, foram feitos alguns desenvolvimentos promissores:

- O sistema Yomi: Um exemplo de um sistema robótico assistido por IA em endodontia é o sistema robótico Yomi, que utiliza IA para auxiliar na terapia de canais radiculares. Este sistema fornece orientação em tempo real e precisão robótica durante os procedimentos, ajudando os médicos a obter uma preparação mais precisa da cavidade de acesso e modelagem do canal. Um estudo realizado em 2021 demonstrou que a terapia de canais radiculares assistida por Yomi reduziu o tempo de tratamento e melhorou a precisão em comparação com os métodos manuais tradicionais.[13]

"The Advanced Endodontic Development" é o projeto proposto por Hong Seok da Universidade de Columbia. O objetivo desta investigação era criar um microrrobô inteligente que pudesse tratar a endodontia por si próprio. Dong et al. falaram sobre as invenções, o processo de fabrico e o design mecânico deste robô. O projeto concetual prevê a montagem do robô num conjunto de dentes do paciente, utilizando imagens radiográficas bidimensionais para criar um modelo tridimensional do dente. Os processos de tratamento serão concebidos por um sistema de prescrição, e o microrrobô perfurará e preencherá automaticamente o canal radicular.

A criação de robôs microendodônticos, além da robótica utilizada no tratamento endodôntico, pode ajudar os pacientes a receber uma terapia de canal mais segura, precisa e confiável, superando as desvantagens do tratamento convencional, como a abertura inadequada da boca.

O design e a produção de microssensores e actuadores, no entanto, ainda precisam de mais investigação.

- Cirurgia assistida por robô em casos complexos: Em casos complexos, como os que envolvem sistemas de canais múltiplos ou procedimentos de retratamento, os sistemas robóticos estão a mostrar potencial para melhorar os resultados. A investigação indica que a assistência robótica permite um maior acesso a canais radiculares difíceis e minimiza o risco de erros como perfurações.[15]

Apesar dos resultados promissores, a automatização total dos procedimentos de canal radicular ainda está a alguns anos de distância e a supervisão humana continua a ser essencial. No entanto, o papel crescente da robótica na endodontia assinala um futuro em que a IA poderá desempenhar um papel significativo na cirurgia e no tratamento.

Potencialidades e limitações futuras

O potencial dos sistemas robóticos alimentados por IA é vasto, mas existem várias limitações que têm de ser abordadas antes da sua adoção generalizada nas práticas endodônticas:[16]

- Custo e acessibilidade: Os sistemas robóticos são caros e o seu elevado custo pode limitar o acesso apenas aos consultórios de maior dimensão ou tecnologicamente mais avançados. O investimento financeiro necessário para adquirir e manter estes sistemas continua a ser um obstáculo.

- Integração tecnológica: Para que os sistemas robóticos funcionem sem problemas com a IA, têm de ser integrados com outras tecnologias dentárias, como a imagiologia de diagnóstico e os registos dos doentes. Garantir a interoperabilidade entre sistemas é um desafio significativo.

- Formação e adaptação: Os médicos precisam de receber formação adequada para trabalhar com sistemas robóticos alimentados por IA. Isto pode implicar períodos adicionais de formação e adaptação para garantir que os profissionais possam utilizar estas ferramentas de forma eficaz sem comprometer a qualidade do tratamento.

Capítulo 6: Aprendizagem automática no diagnóstico endodôntico

Visão geral da aprendizagem automática

Depois de aprender e treinar com conjuntos de dados históricos, os modelos são utilizados para tomar decisões em situações totalmente novas. Os modelos de IA aumentam gradualmente o seu desempenho de previsão à medida que são continuamente adicionados novos dados.[17] A capacidade da IA para funcionar eficazmente com relações não lineares complexas e grandes conjuntos de dados é outra vantagem aliciante.[18] A aprendizagem automática (ML) é um ramo da inteligência artificial (IA) que se destaca na previsão de prognósticos dentários. Com base em factores clínicos e radiográficos, a seleção de conjuntos e os modelos de máquinas de vectores de apoio podem prever os níveis ósseos médios de implantes individuais no prognóstico da implantologia dentária.[19]

A aprendizagem automática (AM), um subconjunto da IA, envolve o desenvolvimento de algoritmos que permitem aos sistemas aprender com os dados e melhorar o seu desempenho ao longo do tempo sem serem explicitamente programados. A aprendizagem automática pode ser classificada em três tipos principais:[20]

- Aprendizagem supervisionada: Este método envolve o treino de algoritmos em conjuntos de dados rotulados, em que os resultados (como a presença de uma lesão periapical) são conhecidos. O algoritmo aprende a prever os resultados com base nos dados de entrada (por exemplo, radiografias ou informações clínicas).

- Aprendizagem não supervisionada: Este método consiste em encontrar padrões ou agrupamentos ocultos em dados não rotulados. Pode ser útil para descobrir factores desconhecidos ou tendências em grandes conjuntos de dados, como a identificação de caraterísticas comuns de tratamentos de canal bem sucedidos.

- Aprendizagem por reforço: Esta abordagem envolve algoritmos que aprendem interagindo com o seu ambiente e recebendo feedback com base nas suas acções. Embora menos utilizada na endodontia, a aprendizagem por reforço pode ter aplicações na cirurgia robótica e na otimização do tratamento.

Aplicações no diagnóstico endodôntico

A ML tem o potencial de revolucionar o diagnóstico endodôntico, melhorando a precisão, a eficiência e a consistência da interpretação da imagem. As aplicações de diagnóstico mais comuns incluem:[21]

1. Interpretação automatizada de radiografias: Uma das aplicações mais promissoras do ML na endodontia é a análise automática de radiografias dentárias. Ao treinar um algoritmo em milhares de imagens rotuladas, os modelos de ML podem aprender a identificar várias condições dentárias, tais como lesões periapicais, fissuras e outras patologias. Estas ferramentas podem servir de ajuda aos clínicos, aumentando a precisão do diagnóstico e reduzindo o risco de diagnósticos falhados.

2. Previsão dos resultados do tratamento: Os modelos de aprendizagem automática podem analisar dados clínicos (por exemplo, historial do doente, opções de tratamento e radiografias) para prever o êxito ou o fracasso de um determinado plano de tratamento. Ao analisar grandes conjuntos de dados de resultados dos doentes, estes modelos podem ajudar os médicos a tomar decisões mais informadas sobre as opções de tratamento.

3. Reconhecimento da anatomia dos canais radiculares: Os algoritmos de aprendizagem automática também estão a ser utilizados para mapear a anatomia complexa dos sistemas de canais radiculares. Ao analisar as digitalizações 3D CBCT, o ML pode identificar automaticamente o número de canais, a sua orientação e quaisquer anomalias, ajudando os médicos a planear o tratamento com maior precisão. A seleção do comprimento de trabalho (WL) correto é essencial quando se realiza uma terapia de canal radicular. O controlo microbiológico deficiente, as crises, as reacções de corpos estranhos periapicais e a instrumentação para além do forame apical também são frequentemente causados por uma determinação inadequada do comprimento de trabalho.[22] A localização do forame apical e do comprimento de trabalho pode ser realizada através de radiografia, sentido tátil digital e respostas do paciente a uma lima ou a uma ponta de papel.[23] Existem vantagens e desvantagens na utilização da tecnologia digital para localizar o forame apical. Tendo em conta estes resultados, poderá ser sensato aconselhar os dentistas que não têm conhecimentos ou experiência em endodontia a utilizar a IA para localizar os forames apicais e verificar o comprimento de trabalho durante a terapia de canal radicular.

4. Classificação e triagem de casos: Os algoritmos de aprendizagem automática podem classificar e dar prioridade aos casos com base na gravidade. Por exemplo, os algoritmos podem identificar automaticamente os casos de emergência que requerem atenção imediata e os que podem ser agendados para tratamento de rotina.

Estudos de casos e ensaios clínicos

Zheng et al.[24] avaliaram os índices de coeficiente de dados e a eficácia do diagnóstico de lesões de uma segmentação com várias etiquetas entre uma rede U densa morfologicamente limitada e técnicas de processamento de imagens clínicas bem conhecidas. Apesar da pequena dimensão da amostra, os investigadores concluíram que o novo método de aprendizagem profunda melhorou a segmentação da CBCT e a precisão da identificação de anomalias.

As "fracturas radiculares verticais (FRV)" são extremamente raras em dentes que foram submetidos a terapia endodôntica. A determinação da FVR na radiografia é difícil e pode exigir equipamento mais avançado . As CNNs são uma técnica potencial para identificar e medir as FRVs em radiografias panorâmicas, de acordo com Fukuda et al.[(25]

Utilizando uma rede neural probabilística, Kositbowornchai et al.[26] conseguiram determinar com 95,7% de precisão se a raiz de um dente estava saudável ou se tinha uma fratura vertical da raiz.

Desafios e limitações da aprendizagem automática no diagnóstico endodôntico[27]

- Qualidade e quantidade de dados: Os modelos de aprendizagem automática requerem grandes conjuntos de dados de imagens rotuladas e de alta qualidade para treino. Em muitos casos, as imagens dentárias podem não ser padronizadas, levando a uma variabilidade que pode afetar o desempenho do modelo.

- Interpretabilidade e confiança: Um dos principais desafios do ML nos cuidados de saúde é a natureza de "caixa negra" de alguns algoritmos. Os médicos podem hesitar em confiar na previsão de um modelo se não conseguirem compreender como é que este chegou à sua decisão. Garantir a transparência e a interpretabilidade é essencial para uma adoção generalizada.

- Privacidade e segurança dos dados: Com a utilização de dados de pacientes para treinar sistemas de IA, a privacidade e a segurança dos dados tornam-se preocupações críticas. Devem ser tomadas medidas adequadas para proteger as informações sensíveis dos doentes em conformidade com regulamentos como a HIPAA nos EUA ou o RGPD na UE.

Capítulo 7: Aprendizagem profunda em Endodontia

A aprendizagem profunda (AP), um subconjunto da aprendizagem automática, envolve algoritmos conhecidos como redes neurais que consistem em várias camadas concebidas para simular o processo de aprendizagem do cérebro humano. Estes algoritmos são excelentes no processamento de conjuntos de dados grandes e complexos, como imagens, o que os torna particularmente úteis no diagnóstico por imagem para endodontia.[21]

Aplicações de aprendizagem profunda em endodontia

Os modelos de aprendizagem profunda, nomeadamente as redes neurais convolucionais (CNN), têm demonstrado um sucesso notável na análise de imagens dentárias. Algumas aplicações em endodontia incluem:

Sistemas automatizados de deteção da morfologia do canal/raiz/dente

Ao longo dos anos, vários estudos têm explorado o potencial da utilização da IA para melhorar o diagnóstico endodôntico. Foram desenvolvidos sistemas automatizados para detetar a morfologia do canal, da raiz e do dente em endodontia, utilizando algoritmos avançados para analisar imagens dentárias. Estes sistemas fornecem aos endodontistas avaliações precisas das configurações dos canais radiculares e das estruturas dentárias.

Num estudo, Chen et al.[28] desenvolveram uma abordagem automatizada para a deteção de dentes tratados endodonticamente através de ortopantomogramas (OPGs) utilizando uma rede neural convolucional (CNN). Esta técnica tem o potencial de melhorar o planeamento do tratamento endodôntico, uma vez que melhorou consideravelmente a segmentação da imagem e a deteção de anomalias. Hasan et al.[29] demonstraram a eficácia dos algoritmos YOLOv5s e YOLOv5x na avaliação dos resultados do tratamento endodôntico, utilizando-os para detetar a obturação do canal radicular a partir de radiografias periapicais (RP) ruidosas e classificando com êxito a obturação e os contratempos.

Utilizando OPGs, Hiraiwa et al.[30] avaliaram a morfologia radicular utilizando um modelo de aprendizagem profunda (DLM), prestando especial atenção aos primeiros molares inferiores. O seu trabalho demonstrou o potencial da IA para melhorar a precisão do diagnóstico, alcançando uma elevada exatidão na deteção da morfologia radicular. Utilizando o algoritmo U-Net e a Feature Pyramid Network, Duan et al.[31] investigaram a segmentação do dente e da polpa em exames de CBCT, apresentando uma segmentação precisa e realçando o potencial da IA para apoiar procedimentos de diagnóstico complexos. Lahoud et al.[32] centraram-se na morfologia dos dentes em imagens de CBCT e utilizaram a rede Feature Pyramid para a segmentação dos dentes. Isto demonstra a capacidade de adaptação da IA para satisfazer requisitos de diagnóstico específicos. Leite et al.[33] utilizaram uma Deep CNN para a deteção de dentes utilizando OPGs, demonstrando a eficácia da IA em procedimentos de diagnóstico endodôntico ao detetar e segmentar dentes com precisão e rapidez.

Lin et al.[34] demonstraram uma segmentação melhorada e aumentaram a precisão dos diagnósticos endodônticos aplicando uma rede U-Net para melhorar a segmentação da cavidade pulpar e do dente utilizando dados de micro-CT em imagens de CBCT. Sherwood et al.[35] melhoraram consideravelmente o reconhecimento e a classificação do canal em forma de C utilizando a aprendizagem profunda (DL; U-Nets) para a deteção e classificação do canal em forma de C em exames de CBCT. A fim de antecipar com fiabilidade os canais em forma de C em OPGs e demonstrar o potencial da IA na resolução de problemas de diagnóstico difíceis, Jeon et al.[36] concentraram-se nas CNN. A utilização de CNNs profundas para a classificação de canais em forma de C em PRs foi investigada por Yang et al.,[37] que demonstraram que o diagnóstico de canais em forma de C em segundos molares inferiores foi bem sucedido.

Para a segmentação automática de dentes e canais radiculares em exames de CBCT, Wang et al.[38] utilizaram o DentalNet e o PulpNet. O seu trabalho demonstrou uma segmentação eficaz, exacta e completamente automática, o que é especialmente útil em procedimentos difíceis de canais radiculares.

Deteção de cáries

A IA avançou significativamente no domínio crucial da deteção de cáries. A deteção exacta de lesões de cárie em fotografias dentárias é agora possível graças aos métodos de aprendizagem automática. Por exemplo, Ghaznavi Bidgoli et al.[39] utilizaram um OPG e um conjunto de dados padrão para diagnosticar autonomamente doenças dentárias utilizando uma CNN numa arquitetura NN profunda. O seu método demonstrou o potencial da IA no diagnóstico exaustivo de doenças dentárias, reconhecendo dentes cariados, com raízes cariadas e reparados. De forma semelhante, Oztekin et al.[40] utilizaram uma variedade de modelos de aprendizagem automática e modelos pré-treinados para detetar cáries dentárias. Com uma amostra de 562 participantes, estudaram OPGs e mostraram a precisão da IA na identificação de cáries dentárias.

Diagnóstico pulpar

Numerosos estudos mostraram que a incorporação da IA ajudou significativamente o campo do diagnóstico pulpar. Tumbelaka et al.[41] , por exemplo, utilizaram uma RNA para distinguir entre pulpite, polpa necrótica e polpa normal com base em PRs. A sua investigação, que incluiu

20 dentes (10 caninos e 10 molares), demonstrou que a confirmação dos diagnósticos pulpares pode ser melhorada através da digitalização de radiografias de leitura direta.
Zheng et al.[42] utilizaram redes neurais convolucionais (CNNs) como a VGG19, a Inception V3 e a ResNet18 para investigar o diagnóstico de cáries profundas e pulpite em PRs. De acordo com a sua investigação, uma CNN multimodal - especificamente, a ResNet18 combinada com parâmetros clínicos - aumentou significativamente a precisão do diagnóstico de pulpite e cárie profunda.
É fundamental entender as desvantagens de se depender apenas da avaliação radiográfica, mesmo que a IA tenha se mostrado promissora na diferenciação de várias doenças pulpares por meio das radiografias. Deve-se enfatizar a função complementar dos exames radiográficos e clínicos em conjunto com outros instrumentos de diagnóstico, como os testes pulpares e periapicais. A precisão e a fiabilidade do diagnóstico pulpar na prática clínica são melhoradas por esta técnica de diagnóstico integrada, que garante uma avaliação abrangente.

Determinação do comprimento de trabalho

A determinação exacta do WL é essencial para o sucesso dos tratamentos endodônticos, e a IA melhorou muito este procedimento. Num estudo realizado por Saghiri et al.[(43)], foi utilizada uma RNA com um modelo Perceptron em PRs de 50 dentes retos de raiz única para identificar o forame apical pequeno utilizando caraterísticas radiográficas. De acordo com os resultados do estudo, o modelo ANN melhorou a precisão da determinação do WL usando radiografia.
Ao localizar a lima em relação ao forame apical, Saghiri et al.[44] avaliaram a precisão da RNA num modelo de cadáver. Utilizando cadáveres humanos com 50 dentes de raiz única, o estudo mostrou que a RNA teve um desempenho melhor do que os endodontistas na determinação do WL quando comparado com as medições reais. Isto implica que a IA, e a RNA em particular, podem ser capazes de oferecer avaliações do WL que são mais exactas do que a perícia humana em algumas situações.
Um método diferente foi investigado por Qiao et al.[45], que utilizaram um NN para medir o WL usando impedância multifrequencial. Acrescentaram elementos ao sistema de circuitos, tais como as caraterísticas das limas, o tipo de dente e as relações de impedância. O método de impedância multifrequência que utiliza NNs mostrou maior precisão e resiliência na medição do WL, apesar do facto de não ser dado o número de exemplos necessários. Em conjunto, estes estudos destacam como a IA tem o potencial de transformar completamente a forma como o WL é determinado em operações endodônticas, fornecendo resultados mais precisos e fiáveis.

Deteção de fracturas radiculares verticais

Embora a deteção de RVF seja uma parte desafiante do diagnóstico endodôntico, a inteligência artificial tem feito grandes progressos nesta área. Numerosos estudos ajudaram a criar e validar modelos de IA que diagnosticam de forma fiável a RVF, dando aos profissionais médicos ferramentas úteis para detetar possíveis efeitos secundários do tratamento. Para criar um modelo eficiente de deteção de FRV utilizando radiografias dentárias, Kositbowornchai et al.[46] utilizaram uma Rede Neural Probabilística (PNN). Eles usaram 200 fotos para treinamento e validação, e seu estudo incluiu 50 dentes sadios e 150 casos de RVF. A eficácia do modelo baseado na PNN na deteção de FRV em radiografias dentárias mostrou como a IA pode ser utilizada para resolver este difícil problema de diagnóstico endodôntico.

Uma PNN foi criada por Johari et al.[47] para identificar FRVs em dentes não danificados e naqueles que passaram por tratamento endodôntico. Utilizaram CBCT e PRs na sua investigação, avaliando 240 radiografias. Os modelos baseados em PNN demonstraram a adaptabilidade da IA no diagnóstico de fracturas em várias modalidades de imagem, diagnosticando com sucesso as FRVs em imagens de PRs e CBCT. Mikrogeorgis et al.[48] demonstraram que a radiografia de subtração digital (DSR) é útil na deteção de FRV em dentes submetidos a tratamento endodôntico. Este estudo baseou-se em fotografias DSR e em quatro casos clínicos, demonstrando que a DSR pode ser uma ferramenta de diagnóstico útil para o diagnóstico de FRV, expandindo a gama de aplicações de IA neste campo.

O potencial da CNN para identificar FRVs em OPGs foi investigado por Fukuda et al.[49] O DLM baseado na CNN identificou com sucesso FRVs através da análise de 300 OPGs, actuando como uma ferramenta de diagnóstico assistido por computador (CAD) para profissionais médicos. Vicory et al.[50] apresentaram uma abordagem para a deteção de microfracturas utilizando IA e ML (AIA e ML) com recurso a caraterísticas wavelet.[(50)] O seu algoritmo conseguiu quantificar microfracturas dentárias utilizando CBCT de 22 dentes, 14 dos quais apresentavam microfracturas. Isto mostrou como a IA pode ser utilizada para abordar aspectos mais subtis da identificação de fracturas. A eficácia da DLM na identificação de FRV em imagens de CBCT foi avaliada por Hu et al.[51] A ResNet50 demonstrou ser promissora no diagnóstico de FRV in vivo utilizando 3 redes de aprendizagem profunda (DLN) distintas e 276 dentes, realçando o potencial da IA em contextos clínicos práticos.

Deteção automatizada de lesões endodônticas/periapicais

O diagnóstico dentário foi transformado pela deteção automatizada de doenças endodônticas e periapicais utilizando a inteligência artificial. A viabilidade da utilização de algoritmos de aprendizagem automática para detetar e categorizar lesões foi demonstrada em numerosas investigações, o que poderá resultar num diagnóstico mais rápido e num planeamento de tratamento mais orientado.

Para diferenciar as lesões periapicais em exames de TCFC, Okada et al.[52] utilizaram o CAD. O estudo, que incluiu 28 exames de TCFC, mostrou como o CAD pode ser utilizado para o diagnóstico diferencial não invasivo de lesões apicais, ressaltando o valor da IA na distinção de várias doenças. A Transformada Discreta de Wavelet (DWT) foi utilizada por Birdal et al.[53] para identificar lesões apicais em OPGs. A metodologia ajudou eficazmente no exame de radiografias para lesões apicais, demonstrando a adaptabilidade das aplicações de IA em muitas modalidades de imagiologia, mesmo que o número de indivíduos não tenha sido fornecido.

Uma CNN profunda de 7 camadas foi usada por Ekert et al.[54] para detetar lesões apicais em OPGs usando radiografia. Os segmentos dentários de 2001 do estudo mostraram que a CNN profunda foi bem sucedida na identificação de lesões apicais, sublinhando a possibilidade de DL para melhorar a deteção de lesões.

Um algoritmo de aprendizagem profunda (DLA) para a deteção de doenças periapicais foi apresentado por Endres et al.[55] em 2020. O DLA demonstrou a possibilidade de colaboração entre a IA e os conhecimentos clínicos, revelando-se promissor no auxílio ao diagnóstico de lesões periapicais utilizando 2902 OPGs e integrando avaliações efectuadas por cirurgiões orais e maxilofaciais. Utilizando Deep CNNs, Orhan et al.[56] examinaram a eficácia de diagnóstico da IA na identificação de patologias periapicais. Utilizando CBCTs para analisar 153 lesões em 109 pacientes, descobriu-se que os sistemas de aprendizagem profunda (DLS) baseados em IA eram úteis para detetar a patose apical, sublinhando o potencial da IA para contribuir para diagnósticos exactos.

A aplicação do DLA para o diagnóstico de lesões periapicais em CBCTs foi o principal destaque de Setzer et al.[57] O algoritmo DL demonstrou uma excelente precisão no diagnóstico de lesões nas 20 digitalizações que fizeram parte do estudo, destacando o seu potencial como uma ferramenta útil no diagnóstico endodôntico. Chen et al.[58] utilizaram Deep CNNs em 2021 para identificar doenças em PRs, com resultados diferentes consoante os métodos de treino e a gravidade. O potencial da IA na deteção de lesões numa variedade de contextos clínicos foi demonstrado por Li et al.[59], que utilizaram CNNs para detetar lesões apicais utilizando uma biblioteca de imagens padronizada. As CNNs convolucionais e os observadores humanos foram testados quanto ao desempenho de diagnóstico na deteção de lesões periapicais simuladas por Pauwels et al.[60] Em vários aspectos, as CNNs superaram os observadores humanos, demonstrando o seu potencial para a deteção de lesões periapicais.

Uma rede siamesa baseada em CNN foi proposta por Calazans et al.[61] para a classificação de lesões apicais em CBCTs. O sistema sugerido forneceu apoio ao diagnóstico endodôntico com uma exatidão de cerca de 70%. O potencial da ferramenta Dentist.AI DL como ferramenta auxiliar de diagnóstico foi demonstrado por Hamdan et al.[62], que a avaliaram para a deteção automática de radiolucências apicais. Kirnbauer et al.[63] destacaram a exatidão e a eficácia da IA na deteção de lesões, utilizando CNNs profundas para a deteção automática de lesões apicais osteolíticas em CBCTs. Patel et al.[(64) obtiveram] uma elevada sensibilidade, especificidade e exatidão na deteção diferencial de lesões apicais em PRs utilizando uma ferramenta de processamento de imagens por eles concebida.

Previsão endodôntica

As aplicações da IA aceleraram a utilização da modelação preditiva na endodontia. Num estudo, Campo et al.[65] apresentaram um modelo preditivo que avaliava a viabilidade do retratamento de casos dentários utilizando o Raciocínio Baseado em Casos (RBC). O sistema foi criado com o objetivo de reduzir os falsos negativos e fornecer informações úteis sobre o processo de tomada de decisão. Herbst et al.[66] investigaram os factores que contribuem para o insucesso endodôntico e a utilização de algoritmos de aprendizagem automática (ML), incluindo XGBoost, Random Forest (RF), Gradient Boosting Machine (GBM) e Logistic Regression (LogR) para prever o insucesso. Um conhecimento mais sofisticado dos resultados do tratamento foi possível graças à investigação, que se centrou nas caraterísticas ao nível do dente que estavam altamente associadas ao insucesso num ensaio que envolveu 458 pacientes e 591 dentes.

Com o objetivo de prever o resultado da microcirurgia endodôntica, Qu et al.[67] utilizaram a Random Forest (RF) e uma Gradient Boosting Machine (GBM). Utilizando um conjunto de dados de 234 dentes de 178 pacientes, o estudo teve em conta variáveis como o tipo de dente, o tamanho da lesão, o tipo de defeito ósseo e a densidade de preenchimento da raiz, apresentando uma melhor eficiência na tomada de decisões clínicas. Utilizando uma rede AGMB-Transformer, Li et al.[68] investigaram a avaliação automática dos resultados da terapia de canais radiculares (TCR) a partir de imagens de raios X. O estudo, que examinou 245 dentes tratados endodonticamente e incluiu caraterísticas anatómicas e uma rede Transformer de várias ramificações, demonstrou como o AGMB-Transformer melhorou significativamente a avaliação dos resultados da RCT.

Com base em PRs pré-operatórios, Lee et al.[69] utilizaram uma Deep CNN para prever os resultados da terapia endodôntica. Foram utilizados 598 pré-molares de raiz única no estudo para ilustrar a eficácia, a exatidão e a automatização completa da segmentação do canal radicular no apoio a juízos clínicos. As técnicas de ML, tais como LogR, Support Vetor Machine (SVM), Decision Trees (DT), Gradient Boosting Machine (GBM) e XGBoost foram utilizadas noutro estudo por Herbst et al.[70] para prever o RFL e descobrir factores que influenciam o comprimento ideal de obturação radicular (RFL) durante a RCT. O estudo encontrou pouca capacidade de previsão neste contexto, com base em 555 ECRs concluídos com 343 participantes.

Dificuldade do caso

As ferramentas de IA podem prever a complexidade das situações endodônticas, fornecendo aos profissionais informações importantes. Qu et al.[71] avaliaram a dificuldade de casos em microcirurgia endodôntica utilizando modelos LR, SVR e XGB. O estudo descobriu que o XGBoost teve um desempenho melhor do que os modelos LR e SVR ao examinar variáveis como o tamanho da lesão, as caraterísticas anatómicas e a densidade de preenchimento da raiz, utilizando exames CBCT de 261 pacientes (341 dentes). Trata-se, portanto, de uma ferramenta sofisticada para prever dificuldades cirúrgicas. Mallishery et al.[72] criaram um método automatizado que utiliza redes neurais artificiais (RNAs) para avaliar a dificuldade do caso e auxiliar nas decisões de encaminhamento. Usando o Formulário de Avaliação da Dificuldade de Casos Endodônticos da AAE como entrada padronizada, o algoritmo examinou 500 instâncias. Isto ilustrou como a automatização pode ser utilizada para avaliar a complexidade dos casos endodônticos. Na prática clínica, esta aplicação criativa da IA ajuda a criar avaliações mais padronizadas e eficazes da dificuldade dos casos.

Desafios da aprendizagem profunda

- Anotação de dados: A eficácia dos modelos de aprendizagem profunda depende fortemente de dados anotados e de alta qualidade. Na endodontia, as radiografias e digitalizações dentárias requerem anotações de especialistas, o que pode ser moroso e dispendioso.

- Generalização: Os modelos de aprendizagem profunda podem ter dificuldade em generalizar entre diferentes populações de pacientes ou equipamentos de imagiologia, levando a uma variabilidade de desempenho em diferentes cenários.

Capítulo 8: IA no planeamento do tratamento e na gestão dos doentes

O planeamento eficaz do tratamento é a pedra angular de um tratamento endodôntico bem sucedido. Requer a consideração cuidadosa de vários factores, tais como a anatomia do dente, a extensão da infeção ou dos danos, o historial médico do paciente e os possíveis resultados do tratamento. Tradicionalmente, o planeamento do tratamento tem sido orientado pela experiência do médico, pelas imagens de diagnóstico e pelo julgamento clínico. No entanto, à medida que a complexidade dos casos endodônticos aumenta, a IA surgiu como uma ferramenta poderosa para ajudar os médicos a tomar decisões baseadas em evidências e orientadas por dados.[73]

Planeamento do tratamento assistido por IA

A IA pode melhorar significativamente o processo de planeamento do tratamento, analisando grandes quantidades de dados dos doentes e oferecendo recomendações personalizadas. As principais formas através das quais a IA contribui para o planeamento do tratamento incluem:[73]

1. Sugestões de tratamento personalizado: Os sistemas de IA podem avaliar informações específicas do paciente - como idade, histórico médico, condição do dente e achados radiográficos - para recomendar opções de tratamento individualizadas. Por exemplo, a IA pode sugerir uma terapia de canal radicular com determinadas técnicas de instrumentação ou recomendar abordagens alternativas como a apicoectomia para casos com patologia periapical.

2. Modelação preditiva de resultados: Os modelos de aprendizagem automática treinados em grandes conjuntos de dados podem prever a probabilidade de sucesso ou insucesso de várias opções de tratamento. Estes modelos têm em conta inúmeras variáveis, como a morfologia do canal radicular, a presença de infeção e o historial de tratamentos anteriores. Ao estimar a probabilidade de resultados bem-sucedidos, as ferramentas de IA ajudam os médicos a ponderar os benefícios e os riscos de diferentes intervenções.

3. Avaliação do risco: A IA pode ajudar na estratificação do risco, identificando potenciais complicações que possam surgir durante ou após o tratamento. Por exemplo, pode detetar o risco de fracturas radiculares verticais, canais calcificados ou outros desafios anatómicos que possam ter impacto no resultado do tratamento. Isto permite ao médico modificar o plano de tratamento de forma proactiva e minimizar os potenciais riscos.

4. Otimização das sequências de tratamento: As ferramentas de IA também podem recomendar a sequência ideal de procedimentos. Por exemplo, a IA pode orientar o médico sobre a ordem de instrumentação, irrigação e enchimento para garantir que é seguido o protocolo de tratamento mais eficaz.
5. Comunicação e educação dos doentes: As ferramentas baseadas em IA podem ajudar os médicos a comunicar as opções de tratamento aos pacientes de uma forma mais compreensível e visual. Os assistentes virtuais ou as aplicações baseadas em IA podem gerar representações em 3D da anatomia dentária do paciente, permitindo-lhe compreender melhor a sua condição e o plano de tratamento recomendado.

IA para gestão de doentes e otimização do fluxo de trabalho

Para além do planeamento do tratamento, a IA pode otimizar a gestão dos pacientes e simplificar os fluxos de trabalho clínicos em endodontia:[74]

1. Agendamento e afetação de recursos: A IA pode ajudar os consultórios dentários a gerir os horários dos pacientes e a afetar recursos de forma mais eficiente. Ao analisar os históricos de consultas dos pacientes e os tempos de tratamento, a IA pode prever o tempo necessário para os próximos tratamentos e otimizar os horários da clínica.

2. Acompanhamento dos doentes e lembretes: Os sistemas de IA integrados com software de gestão de clínicas podem enviar lembretes automáticos para consultas de seguimento, adesão à medicação e instruções de cuidados pós-operatórios. Estes sistemas também podem notificar os médicos quando os pacientes estão atrasados para check-ups ou procedimentos adicionais, melhorando a retenção dos pacientes e assegurando cuidados contínuos.

3. Apoio à decisão clínica: Em casos complexos, os sistemas de IA podem fornecer apoio à decisão em tempo real. Por exemplo, as ferramentas de IA podem monitorizar o progresso do médico durante o tratamento e fornecer sugestões para os passos seguintes com base nos dados recolhidos durante o procedimento. Este nível de apoio ajuda a evitar erros, garante a consistência e melhora os resultados globais do tratamento.

4. Integração de dados clínicos: Os sistemas alimentados por IA podem integrar registos de pacientes, dados de imagiologia e planos de tratamento para oferecer uma visão unificada do percurso de cuidados do paciente. Esta abordagem orientada para os dados ajuda a garantir que

todos os aspectos da gestão do doente, desde o diagnóstico ao tratamento, estão alinhados com as melhores práticas.

Limitações e desafios

- Aceitação do médico: Embora as ferramentas de IA sejam poderosas, os médicos podem ter relutância em confiar plenamente no planeamento automatizado do tratamento, sobretudo quando estão envolvidas decisões complexas. Para uma adoção generalizada, será essencial ultrapassar o ceticismo dos clínicos e garantir que as ferramentas de IA fornecem valor e não apenas duplicam os conhecimentos humanos.

- Privacidade dos dados e preocupações éticas: A integração de sistemas de IA com dados dos doentes levanta preocupações sobre a privacidade e a segurança dos dados. Os médicos têm de garantir que as ferramentas de IA cumprem os regulamentos, como a HIPAA e o RGPD, e que os dados dos doentes são utilizados de forma ética.

Capítulo 9: Monitorização pós-tratamento com IA

Importância da monitorização pós-tratamento

A monitorização eficaz pós-tratamento é crucial na endodontia para garantir o sucesso da terapia do canal radicular e para detetar potenciais complicações, como a reinfeção ou o fracasso do tratamento. Tradicionalmente, os cuidados de acompanhamento envolvem exames clínicos, radiografias e sintomas relatados pelo paciente. No entanto, a IA tem o potencial de melhorar significativamente a monitorização pós-tratamento, oferecendo tanto a deteção precoce de problemas como procedimentos de acompanhamento simplificados.[75]

Ferramentas de monitorização baseadas em IA[76]

1. Análise radiográfica automatizada: O software alimentado por IA pode ser utilizado para analisar radiografias pós-tratamento para detetar sinais precoces de reinfeção ou complicações, como fracturas radiculares ou periodontite apical. Os modelos de aprendizagem automática treinados em grandes conjuntos de dados de radiografias podem identificar alterações subtis que podem passar despercebidas ao olho humano, permitindo uma intervenção mais precoce.

2. Modelos preditivos para deteção de complicações: Os modelos de aprendizagem automática podem ser treinados para prever a probabilidade de complicações após o tratamento com base nos dados do doente, no diagnóstico inicial e no historial de tratamento. Estes modelos podem assinalar os doentes de alto risco que podem necessitar de um acompanhamento mais próximo, ajudando os médicos a dar prioridade aos seus cuidados.

3. Dados comunicados pelos doentes e integração da IA: Os sistemas de IA integrados no software de gestão de doentes podem analisar os resultados comunicados pelos doentes, como os níveis de dor, o inchaço ou o desconforto, e avaliar se estes sintomas indicam um potencial problema. Ao recolher o feedback dos doentes através de aplicações móveis ou dispositivos portáteis, a IA pode fornecer monitorização em tempo real e notificar os médicos se o estado de saúde de um doente se deteriorar.

4. Tele-dentisteria e monitorização remota: As plataformas de tele-dentisteria alimentadas por IA permitem a monitorização remota da recuperação pós-tratamento. Estas plataformas utilizam a IA para analisar imagens enviadas pelo paciente (por exemplo, fotografias intra-orais) e avaliar se existem sinais de complicações. A tele-dentisteria também permite consultas

e cuidados de acompanhamento em tempo real, o que a torna particularmente útil para os pacientes que vivem longe do seu dentista.

IA e previsão do resultado do tratamento

A introdução da IA na endodontia representa uma mudança de paradigma que melhora a eficácia do tratamento e a precisão do diagnóstico. A IA oferece avanços nunca antes vistos em tudo, desde o exame preciso da anatomia do sistema de canais radiculares até à previsão dos resultados das operações de retratamento. A sua importância vital é demonstrada pela sua capacidade de otimizar a determinação do WL e detetar irregularidades mínimas. A IA tem o potencial de transformar completamente os procedimentos endodônticos e dar início a uma nova era de cuidados dentários individualizados, eficazes e tecnologicamente melhorados, mesmo que ainda existam questões como a normalização e preocupações éticas. O segredo para melhorar e aumentar ainda mais os resultados endodônticos reside na sinergia cooperativa da IA com os profissionais de medicina dentária à medida que se desenvolve. As ferramentas de IA também podem prever os resultados a longo prazo do tratamento endodôntico. Ao analisar os dados históricos dos pacientes, a IA pode prever a probabilidade de um tratamento bem-sucedido ou a necessidade de retratamento. Isto pode ser útil para os clínicos quando decidem se devem agendar visitas de acompanhamento adicionais ou fazer ajustes no plano de tratamento.[77]

Limitações e desafios

- Qualidade dos dados: A precisão das ferramentas de monitorização pós-tratamento depende muito da qualidade dos dados (como radiografias ou sintomas comunicados pelo doente). Imagens de baixa qualidade ou pouco nítidas podem resultar em previsões imprecisas.

- Conformidade do paciente: A monitorização pós-tratamento depende da cooperação do doente, como o envio atempado de imagens, a participação em consultas de acompanhamento e a comunicação de sintomas. É fundamental garantir que os doentes se mantêm envolvidos no processo de monitorização.

Capítulo 10: O futuro da IA na Endodontia

Dez possíveis áreas de impacto foram identificadas por uma recente análise de escopo sobre os efeitos da IA na educação endodôntica (Aminoshariae et al., 2024).[78] A instrução assistida por IA ajudará os alunos com a interpretação radiográfica, diagnóstico diferencial e escolhas de tratamento, análise de risco e benefício e recomendações de encaminhamento endodôntico. A IA pode ajudar nas tarefas administrativas, acompanhar o progresso dos estudantes, permitir uma instrução personalizada e calibrar os investigadores e instrutores de acordo com os critérios de normalização actuais. A IA é perfeitamente adequada para contribuir para a aprendizagem e a melhoria contínuas, ajudando os clínicos a melhorar as suas capacidades de diagnóstico, a aperfeiçoar as suas capacidades de planeamento de tratamentos e a manterem-se actualizados com os últimos avanços, uma vez que os algoritmos de IA podem aprender e adaptar-se continuamente com base em novos dados e no feedback dos clínicos.

Tendências emergentes em IA

O futuro da IA na endodontia é brilhante, com várias tendências emergentes que prometem transformar ainda mais o campo:[79]

1. Procedimentos endodônticos totalmente automatizados: Embora a automatização total ainda não seja possível, os desenvolvimentos em curso na robótica orientada para a IA sugerem que, nas próximas décadas, poderemos assistir a procedimentos de canal radicular totalmente automatizados. Isto implicaria robôs equipados com algoritmos avançados de IA que podem tratar de todos os aspectos do procedimento, desde o diagnóstico ao tratamento.

2. IA na Odontologia Personalizada: À medida que a IA continua a evoluir, pode contribuir para uma abordagem mais personalizada da endodontia, em que os planos de tratamento são personalizados com base em dados genéticos, ambientais e clínicos. Os sistemas de IA podem analisar marcadores genéticos, factores de estilo de vida e história dentária para prever o risco de doença e otimizar os planos de tratamento.

3. Integração com Realidade Aumentada (RA): Os sistemas de realidade aumentada alimentados por IA podem fornecer orientação visual em tempo real durante os procedimentos endodônticos. Estes sistemas poderiam sobrepor informações críticas, como a posição do canal radicular, no campo de visão do médico, aumentando a precisão e reduzindo os erros durante o tratamento.

4. IA e medicina de precisão: No futuro, a IA poderá desempenhar um papel na medicina de precisão em endodontia, adaptando os tratamentos às caraterísticas únicas da anatomia dentária de cada doente, à progressão da doença e ao potencial de cura. A IA poderá integrar dados multimodais, tais como informação genética e imagens radiográficas, para prever as estratégias de tratamento mais eficazes para cada doente.

Desafios e considerações para o futuro[78]

- Preocupações éticas: À medida que os sistemas de IA se tornam mais autónomos na tomada de decisões clínicas, as considerações éticas, incluindo o consentimento do paciente e o papel dos médicos na supervisão dos procedimentos baseados em IA, tornar-se-ão cada vez mais importantes.

- Custo e acessibilidade: À medida que as tecnologias de IA avançam, o custo de implementação destas ferramentas irá provavelmente diminuir. No entanto, é essencial garantir que estas tecnologias permaneçam acessíveis a todos os profissionais de medicina dentária, independentemente da dimensão ou localização da sua clínica.

- Aprendizagem e adaptação contínuas: Os sistemas de IA terão de aprender e adaptar-se continuamente com base nos novos dados dos doentes, nos resultados dos tratamentos e nos conhecimentos científicos emergentes. Garantir que os modelos de IA se mantêm actualizados e reflectem as provas mais recentes será crucial para manter a sua eficácia.

Capítulo 11: Desafios regulamentares e éticos na integração da IA na Endodontia

A integração da inteligência artificial (IA) nos cuidados de saúde, incluindo a endodontia, está sujeita a um cenário complexo de considerações regulamentares e éticas. Dadas as profundas implicações da IA nos cuidados de saúde dos pacientes, o quadro regulamentar para a IA nos cuidados de saúde deve garantir a segurança, eficácia, privacidade e transparência. Organismos reguladores como a U.S. Food and Drug Administration (FDA), a European Medicines Agency (EMA) e outras autoridades nacionais de saúde estão a desempenhar papéis fundamentais na definição dos limites regulamentares para as tecnologias de IA.[80]

Organismos e quadros regulamentares

Para integrar a IA na prática clínica, os organismos reguladores têm de aprovar a tecnologia para utilização em procedimentos médicos. Estas organizações garantem que as ferramentas de IA cumprem as normas de segurança e fornecem resultados clinicamente significativos.[80]

1. Aprovação da FDA nos Estados Unidos: Nos EUA, as ferramentas de IA utilizadas para fins de diagnóstico, como a análise radiográfica ou o planeamento de tratamentos, têm de receber autorização ou aprovação da FDA. Normalmente, isto implica demonstrar que o modelo de IA tem um desempenho tão bom ou melhor do que as normas de tratamento existentes. Um exemplo notável é a aprovação pela FDA de ferramentas de diagnóstico baseadas em IA para interpretar imagens médicas, como as utilizadas para detetar patologias dentárias em radiografias.
2. Marcação CE na Europa: Na Europa, as ferramentas de IA utilizadas nos cuidados de saúde têm de estar em conformidade com o Regulamento de Dispositivos Médicos da UE (MDR) e obter uma marcação CE, que indica que o produto cumpre as normas europeias de saúde e segurança. O processo para obter a certificação CE envolve validação clínica, avaliação de riscos e vigilância contínua pós-comercialização.
3. Outras entidades reguladoras: Noutros países, as tecnologias de IA devem ser submetidas a vias regulamentares semelhantes. Por exemplo, no Canadá, as ferramentas de IA têm de ser aprovadas pela Health Canada. As normas regulamentares podem variar ligeiramente consoante o país, mas o objetivo comum é garantir a segurança dos doentes e a eficácia das ferramentas baseadas em IA nos cuidados médicos.

Considerações éticas sobre a utilização da IA na endodontia

Para além da supervisão regulamentar, as implicações éticas da utilização da IA na tomada de decisões clínicas são uma questão crítica. Alguns dos desafios éticos mais proeminentes incluem:[81]

1. Consentimento informado: Os doentes têm de ser informados sobre a utilização da IA nos seus cuidados, incluindo a forma como as ferramentas de IA contribuem para o diagnóstico ou o planeamento do tratamento. Os médicos devem assegurar que os doentes compreendem a forma como a IA será utilizada, os potenciais riscos envolvidos e a medida em que a IA influenciará as decisões clínicas.

2. Transparência e explicabilidade: Uma das principais preocupações éticas em torno da IA é a sua natureza de "caixa negra" - muitos sistemas de IA, especialmente os modelos de aprendizagem profunda, são difíceis de interpretar. Se as ferramentas de IA forem utilizadas para tomar ou ajudar nas decisões clínicas, os médicos e os doentes devem ser capazes de compreender como essas decisões foram tomadas. Isto suscita preocupações quanto à responsabilização se o sistema de IA cometer um erro ou produzir um resultado inesperado.

3. Enviesamento e equidade: Os sistemas de IA são frequentemente treinados em conjuntos de dados que podem não ser representativos de toda a população de pacientes, levando a vieses. Na endodontia, os vieses nos modelos de IA podem resultar em diagnósticos menos precisos para certos dados demográficos ou populações sub-representadas. Abordar esses vieses e garantir que os modelos de IA sejam justos e equitativos para todos os pacientes é crucial para o uso ético da IA.

4. Privacidade e segurança dos dados: A IA nos cuidados de saúde requer frequentemente a recolha e o processamento de dados sensíveis dos doentes, como radiografias, registos clínicos e imagens de diagnóstico. É fundamental garantir que os sistemas de IA cumpram os regulamentos de privacidade de dados, como a Lei de Portabilidade e Responsabilidade dos Seguros de Saúde (HIPAA) nos EUA ou o Regulamento Geral de Proteção de Dados (GDPR) na UE. Além disso, proteger esses dados contra violações é um desafio constante.

5. Autonomia vs. Supervisão humana: Embora a IA tenha o potencial de automatizar vários aspectos da prática clínica, a supervisão humana continua a ser essencial para garantir cuidados

seguros e eficazes. A questão ética que se coloca é a de saber quanta autonomia deve ser concedida aos sistemas de IA nos procedimentos endodônticos e onde os clínicos humanos devem intervir para fornecer um julgamento especializado.

Capítulo 12: Considerações económicas e análise custo-benefício da IA na Endodontia

Introdução à economia da IA em medicina dentária

A integração de tecnologias de IA na endodontia tem o potencial de reduzir os custos do tratamento, aumentar a produtividade e melhorar os resultados para os pacientes. No entanto, a implementação de sistemas de IA também envolve custos iniciais substanciais, incluindo a compra de software de IA, a formação de clínicos e a manutenção contínua da tecnologia. Compreender as implicações económicas da adoção da IA na endodontia é essencial para os clínicos, consultórios dentários e administradores de cuidados de saúde.[7]

Custo da implementação da IA na Endodontia[7]

1. Investimento inicial: O custo inicial da tecnologia de IA pode ser substancial. Isto inclui a aquisição de ferramentas de diagnóstico alimentadas por IA, sistemas de cirurgia robótica ou software de planeamento de tratamentos. Além disso, a instalação de hardware, como computadores de alto desempenho para executar algoritmos de IA, também pode contribuir para o investimento inicial.

2. Formação e desenvolvimento de competências: Os dentistas e o seu pessoal terão de receber formação para utilizarem eficazmente as ferramentas de IA. Esta formação pode envolver cursos em linha, workshops presenciais ou programas de formação contínua. O custo da formação pode variar, mas é frequentemente visto como um investimento necessário para garantir a adoção efectiva de novas tecnologias.

3. Manutenção e actualizações: Os sistemas de IA requerem uma manutenção regular para garantir que se mantêm actualizados com os algoritmos e as práticas clínicas mais recentes. Ao longo do tempo, podem ser necessárias actualizações de software, bem como actualizações de hardware para lidar com conjuntos de dados maiores ou modelos mais complexos.

4. Custos de conformidade regulamentar: Garantir que os sistemas de IA cumprem as normas regulamentares também envolve custos, como taxas de certificação e auditorias de conformidade. Por exemplo, se uma ferramenta de IA se destinar a ser utilizada para fins de diagnóstico, pode exigir a aprovação da FDA ou a marcação CE, o que pode implicar custos adicionais para a clínica.

Poupança de custos com a integração da IA

Apesar dos custos iniciais, a IA pode conduzir a poupanças significativas a longo prazo, aumentando a eficiência, reduzindo os erros e melhorando os resultados para os doentes. Eis algumas áreas em que a IA pode proporcionar benefícios em termos de poupança de custos:[7]

1. Melhoria da precisão do diagnóstico: As ferramentas de IA podem ajudar os médicos a efetuar diagnósticos mais precisos, conduzindo a melhores decisões de tratamento. A redução dos erros de diagnóstico pode poupar dinheiro ao evitar tratamentos desnecessários, ao reduzir o risco de complicações e ao melhorar a satisfação dos pacientes.

2. Eficiência de tempo: As ferramentas alimentadas por IA podem automatizar tarefas de rotina, como a análise de radiografias ou o planeamento de procedimentos de tratamento, permitindo que os médicos se concentrem mais nos cuidados ao paciente. Esta maior eficiência pode levar a um maior rendimento e à capacidade de ver mais pacientes num dia, melhorando, em última análise, a rentabilidade da prática.

3. Redução dos riscos de litígio: As ferramentas de IA podem ajudar os médicos a evitar erros no diagnóstico e no planeamento do tratamento, reduzindo a probabilidade de reclamações por negligência. Se os sistemas de IA puderem ajudar os médicos a evitar erros na terapia dos canais radiculares ou a identificar precocemente as complicações, isso pode reduzir o risco de problemas legais e os custos associados.

4. Utilização optimizada dos recursos: A IA pode ajudar as clínicas a otimizar a atribuição de recursos, prevendo o tempo de tratamento, gerindo o fluxo de pacientes e assegurando que os materiais e instrumentos estão disponíveis quando necessário. Isto pode reduzir o desperdício e melhorar a rentabilidade global da clínica.

Barreiras económicas à adoção da IA

Embora a IA seja uma promessa significativa para reduzir os custos na endodontia, ainda existem barreiras à sua adoção, particularmente em clínicas mais pequenas. Alguns dos principais desafios incluem:[7]

1. Custos iniciais elevados: O custo inicial de aquisição e implementação de sistemas de IA pode ser proibitivo para os consultórios mais pequenos, particularmente em áreas onde os reembolsos dentários são mais baixos.

2. Custos de manutenção contínua: As actualizações regulares, a manutenção e a formação podem ser dispendiosas para as clínicas, especialmente se o sistema de IA for utilizado com pouca frequência ou não estiver integrado no fluxo de trabalho diário da clínica.

3. Reembolso e cobertura de seguro: Para que as ferramentas de IA sejam economicamente viáveis na endodontia, o reembolso das companhias de seguros e dos programas governamentais deve estar alinhado com os custos da implementação da IA. Atualmente, muitas seguradoras não cobrem os custos associados aos diagnósticos ou ao planeamento do tratamento orientados por IA, tornando-os um desafio financeiro para muitos médicos.

Capítulo 13: Estratégias de implementação da IA na prática clínica

Introdução à integração da IA nos consultórios de endodontia

A integração bem sucedida da IA na prática clínica requer um planeamento cuidadoso, uma tomada de decisão ponderada e uma implementação estratégica. Envolve elementos tecnológicos e humanos, garantindo que as ferramentas de IA melhorem, em vez de substituir, o papel do clínico no atendimento ao paciente. Para implementar com sucesso a IA na endodontia, as práticas devem considerar os seguintes passos:[73]

1. Avaliação das necessidades clínicas e ferramentas de IA

Antes de adotar a IA, os consultórios de endodontia devem avaliar as suas necessidades específicas. As ferramentas de IA existem em várias formas, desde o software de assistência ao diagnóstico e planeamento do tratamento até à cirurgia robótica e às plataformas de monitorização pós-tratamento. Os profissionais devem avaliar os tipos de IA que melhor se alinham com o fluxo de trabalho da sua clínica e a demografia dos pacientes.

2. Formação e educação

Uma vez selecionada uma ferramenta de IA, o passo seguinte é proporcionar uma formação abrangente aos médicos e ao pessoal. Isto inclui não só aprender a utilizar o software, mas também compreender as suas limitações e melhores práticas. Sessões de formação regulares e programas de formação contínua garantirão que a clínica possa tirar o máximo partido das capacidades da IA.

3. Integração colaborativa com conhecimentos humanos especializados

A IA deve ser integrada como uma ferramenta que apoia os clínicos, em vez de substituir os conhecimentos humanos. Na endodontia, onde o julgamento clínico desempenha um papel significativo, a IA deve atuar como um assistente colaborativo, fornecendo informações de diagnóstico, sugestões de tratamento e apoio à decisão em tempo real, deixando a decisão final nas mãos do médico.

4. Soluções-piloto de IA

Para muitas práticas, uma abordagem de integração gradual funciona melhor. A experimentação de soluções de IA em pequena escala permite que os profissionais avaliem a eficácia da ferramenta, monitorizem o seu impacto no fluxo de trabalho e identifiquem quaisquer potenciais desafios antes de se comprometerem com uma implementação em grande escala.

5. Monitorização do desempenho e do feedback dos doentes
Após a implementação, é essencial monitorizar continuamente o desempenho dos sistemas de IA e recolher o feedback dos doentes. Auditorias regulares, análises de dados e inquéritos de satisfação dos doentes podem ajudar a avaliar se as ferramentas de IA estão a melhorar os resultados e a eficiência.
6. Manter-se atualizado com os avanços tecnológicos
A IA na endodontia está a evoluir rapidamente e as clínicas precisam de se manter informadas sobre os mais recentes desenvolvimentos nas tecnologias de IA. A participação em conferências profissionais, a subscrição de revistas dentárias e o envolvimento com programadores de IA garantirão que a clínica se mantém na vanguarda da inovação.

Capítulo 14: Limitações da IA na Endodontia

A IA nos cuidados de saúde tem alguns inconvenientes.[82] Normalmente, são utilizados grandes conjuntos de dados para testar, validar e treinar algoritmos em aplicações baseadas em IA (como os modelos de DL). É necessário muito tempo e esforço para rotular e anotar os dados de treino, especialmente se estiverem a ser avaliados dados de CBCT. Embora seja necessária uma investigação colaborativa transparente e repetível para fazer progredir a IA em medicina, não existem atualmente arquivos de imagens para o treino de IA em medicina dentária. Para obter um maior número de amostras para o treino e validação da IA, devem ser criadas bibliotecas de imagens médicas dentárias e os recursos dos institutos de investigação devem ser reunidos[83].

Técnicas como a aprendizagem auto-supervisionada, que permite a um modelo pré-treinar e aprender a partir de dados não rotulados,[84] e a aprendizagem por transferência, que pré-treina as redes de IA noutros conjuntos de dados com maior disponibilidade de dados, tornaram-se normais na IA para lidar com amostras de pequena dimensão.[85] Para determinadas tarefas, estes modelos podem então ser melhorados utilizando vários conjuntos de dados-alvo.[86] Os modelos baseados em transformadores foram inicialmente criados para o processamento de linguagem natural, mas desde então têm sido modificados para uma variedade de tarefas visuais. Uma vez que os transformadores empregam processos de auto-atenção e fragmentos de imagens de entrada para detetar relações em toda a imagem, proporcionam mais flexibilidade do que os modelos baseados em redes neurais convolucionais.[87]

A utilização de uma arquitetura baseada em transformadores para caraterizar e categorizar lesões radiolúcidas em radiografias panorâmicas só foi explorada numa investigação endodôntica até agora (Silva et al. 2024). A aprendizagem ativa, que rotula as amostras com as maiores pontuações de incerteza para treinar a IA, é outro método para ultrapassar conjuntos de dados minúsculos. Os dados de treino são avaliados utilizando a quantificação da incerteza.[83]

Pode ser difícil recolher dados representativos e variados de muitas populações se a disponibilidade de dados estiver limitada a uma ou a um pequeno número de instituições. Este facto pode conduzir a enviesamentos e limitar a aplicabilidade dos modelos de IA a outros grupos de doentes ou ambientes.[88] A eficácia e a usabilidade dos modelos de IA podem ser afectadas por diferenças na demografia dos doentes, nos regimes de tratamento e no equipamento. É importante verificar os modelos de IA numa variedade de ambientes e dados demográficos. Quando um sistema de IA produz previsões corretas para o conjunto de treino,

mas não para dados recentes, isto é conhecido como sobreajuste. Além disso, a mudança de domínio pode tornar as coisas mais difíceis para as aplicações de imagiologia.[89]
Os algoritmos de IA podem encontrar dificuldades quando lidam com máquinas que têm parâmetros diferentes. Para confirmar se os resultados da previsão obtidos com vários dispositivos são repetíveis, foi proposto que as aplicações de IA fossem testadas em vários equipamentos. As variações e a complexidade anatómica da dentição humana, o ruído e os artefactos, a qualidade e a variabilidade da imagem, a falta de normalização, os dados de formação limitados, os problemas com a rotulagem da verdade fundamental e a variabilidade interobservadores, ou a falta de validade clínica devido a variações ambientais podem ser factores de dificuldades na interpretação de imagens radiográficas.[90]
A investigação em IA pode ser afetada, em particular, pela ausência de uniformidade na endodontia. A criação de modelos de IA amplamente aplicáveis e aprovados é dificultada pelo facto de diferentes médicos poderem ter diferentes filosofias de prática com base em factores como a educação e a formação, diferenças nas recomendações de tratamento e uma falta geral de protocolos padronizados. Os sistemas baseados em IA devem ter em conta considerações culturais, variações anatómicas e uma variedade de modalidades de tratamento. Os modelos de IA também suscitam preocupações em termos de interpretabilidade e explicabilidade, nomeadamente os criados com técnicas de DL. A adoção e a confiança nas aplicações baseadas em IA podem ser prejudicadas pela tendência dos modelos de DL para funcionarem como "caixas negras", o que torna difícil compreender como é que a IA chegou a determinadas conclusões ou sugestões. Para que os médicos compreendam e avaliem os resultados gerados pela IA, estes devem ser acompanhados de explicações e razões.[90]
Técnicas como a visualização interpretável, a IA explicável e a transparência dos algoritmos foram criadas para garantir que os doentes e os profissionais de saúde pudessem compreender os juízos e a lógica da IA.[90] As vantagens da IA são preservadas, garantindo simultaneamente a supervisão humana através da estratégia human-in-the-loop,[91] em que as propostas de IA são examinadas por peritos médicos antes de serem aprovadas. O Algorithmic Accountability Act é um ato legislativo que pode promover a utilização responsável da IA. Além disso, os sectores médico e dentário devem desenvolver normas e procedimentos de certificação específicos para a IA nos cuidados de saúde.
Não existe validação clínica para a IA em endodontia; apenas foi investigada para fins de investigação. Depois de garantir que as avaliações e recomendações baseadas em IA são congruentes com a realidade clínica e apresentam resultados repetíveis e verificáveis, a próxima fase da investigação em IA deve garantir que os algoritmos de IA podem ser utilizados

de forma segura. A investigação deve ser feita, por exemplo, comparando os resultados de aplicações automatizadas em ensaios clínicos prospectivos ou estudos de coortes retrospectivos com avaliações baseadas em médicos. Além disso, a IA deve respeitar os preceitos éticos de beneficência, justiça, autonomia, veracidade e não maleficência, uma vez que surgem questões éticas quando são introduzidas e modificadas novas tecnologias. Uma vez que a incorporação da IA pode perturbar os fluxos de trabalho actuais, as partes interessadas - incluindo médicos, doentes, criadores e seguradoras de cuidados de saúde - têm de compreender e enfrentar os desafios que se colocam.[92]

Para que o apoio à decisão baseado em IA seja respeitado, os profissionais, investigadores e criadores devem certificar-se de que as normas éticas de controlo são respeitadas. Por último, queremos referir que a IA endodôntica tem alguns dos mesmos problemas gerais que outras aplicações de IA nos cuidados de saúde, incluindo a qualidade dos dados, os enviesamentos, a exatidão das anotações e a atualização dos novos desenvolvimentos na tecnologia .[90] A qualidade dos dados utilizados para a formação e validação tem um impacto significativo no sucesso dos modelos de IA.[93] Para criar modelos de IA generalizáveis, são necessários conjuntos de dados diversificados e de alta qualidade. Além disso, as previsões distorcidas da IA resultantes de enviesamentos intrínsecos nos dados podem orientar incorretamente a tomada de decisões clínicas.

O desenvolvimento de modelos de IA que sejam equitativos e eficientes para todos os grupos de doentes exige que se resolvam os enviesamentos dos dados e se garanta uma representação diversificada. Além disso, o desempenho dos modelos de IA é diretamente afetado pela precisão das anotações nos conjuntos de dados de treino. Em imagiologia médica complexa, como a CBCT utilizada em endodontia, isto é especialmente difícil. É necessário o contributo de especialistas para anotações exactas, mas nem sempre está disponível. É preferível dispor de algoritmos de IA que sejam robustos ou eficientes em termos de dados e menos dependentes de anotações de alta qualidade ou em grande número.[94] Além disso, os actuais desenvolvimentos técnicos, como os modelos transformadores, estão a ter impacto nas aplicações de IA baseadas em imagens e resultaram num avanço no processamento de linguagem natural.[95] Estes modelos têm uma forte capacidade para identificar padrões intrincados em imagens médicas, como a CBCT, através da pré-treino utilizando conjuntos de dados consideráveis e publicamente disponíveis. Isto pode melhorar o potencial da IA na endodontia.

Lacunas e carências na Inteligência Artificial e na Endodontia

1. Para gerir os doentes, agendar consultas e efetuar revisões periódicas, o sistema de saúde necessita de uma tecnologia de programação normalizada. Além disso, este sistema tem de ser atualizado frequentemente para refletir as mudanças no sector da saúde.

2. Um sistema baseado em IA seria demasiado caro para ser instalado numa clínica autónoma.

3. A informação dos dentistas sobre reacções adversas a medicamentos e/ou alterações necessárias ao protocolo de tratamento pode ser facilitada pela disponibilidade de dados dos doentes através dos registos de saúde individuais. Isto também pode ser um inconveniente, porque os canais de IA podem ser potencialmente utilizados para a utilização incorrecta da informação.

4. Até à data, ainda não foi desenvolvido nenhum procedimento que ofereça um diagnóstico exato que possa influenciar o prognóstico ou a previsão do resultado. Os resultados clínicos determinarão a clareza do diagnóstico.

5. A IA pode ser utilizada para melhorar as navegações dinâmicas na cirurgia endodôntica. No entanto, não existem muitos estudos que analisem estes métodos, pelo que se aconselha vivamente mais investigação para examinar e avaliar a endodontia de colocação guiada por robô[96-98].

Capítulo 15: Melhores práticas para a implementação de IA na prática endodôntica

Introdução à integração da IA

A implementação da IA na endodontia oferece inúmeros benefícios, desde a simplificação dos fluxos de trabalho até à melhoria da precisão do diagnóstico. No entanto, a adoção bem-sucedida requer uma abordagem estratégica que integre as ferramentas de IA nas rotinas clínicas diárias, mantendo altos padrões de atendimento ao paciente. Este capítulo discute os principais passos e as melhores práticas para a introdução da IA na prática endodôntica.[99]

Passo 1: Estabelecer objectivos claros

Antes de adotar a tecnologia de IA, as clínicas devem estabelecer objectivos claros para a sua utilização. Os objectivos comuns na endodontia incluem melhorar a precisão do diagnóstico, melhorar o planeamento do tratamento, otimizar os fluxos de trabalho e reduzir os erros clínicos. Por exemplo, um consultório pode ter como objetivo integrar a IA para uma deteção mais precisa de lesões periapicais em radiografias ou para simplificar o planeamento do tratamento, prevendo a melhor sequência de procedimentos.

Melhores práticas:

- Definir objectivos mensuráveis para o que se espera que a ferramenta de IA alcance (por exemplo, redução dos erros de diagnóstico, poupança de tempo no planeamento do tratamento).
- Envolver toda a equipa dentária no processo de tomada de decisão para garantir que a ferramenta de IA está em conformidade com as necessidades dos médicos e do pessoal de apoio.

Passo 2: Escolher as ferramentas de IA corretas

Selecionar as ferramentas de IA corretas é essencial para garantir que a tecnologia proporciona valor à clínica. Para tal, é necessária uma investigação exaustiva dos tipos de IA disponíveis e da forma como se alinham com as necessidades clínicas da clínica.

Melhores práticas:

- Avalie as ferramentas de IA com base na utilidade clínica, na facilidade de integração, nas aprovações regulamentares (FDA, CE) e nas análises dos utilizadores.
- Comece com uma ferramenta que responda a uma necessidade clínica específica (por exemplo, IA para análise radiográfica) antes de expandir para sistemas mais complexos (por exemplo, planeamento de tratamentos orientado por IA ou assistência robótica).

- Assegurar que a ferramenta de IA tem um forte sistema de apoio do programador, incluindo formação, serviço de apoio ao cliente e actualizações regulares.

Etapa 3: Formação e educação

A integração da IA na prática clínica exige que toda a equipa dentária seja adequadamente formada. Isto inclui não só a equipa clínica (dentistas, higienistas, assistentes), mas também o pessoal administrativo que pode utilizar a IA para agendamento ou comunicação com o paciente.

Melhores práticas:

- Organizar sessões de formação abrangentes, tanto para a introdução inicial da tecnologia como para actualizações contínuas.
- Assegurar que a formação abrange não só a forma de utilizar a ferramenta, mas também as suas limitações e considerações éticas.
- Fornecer orientações claras sobre a forma de interpretar as recomendações geradas pela IA e garantir que os médicos saibam quando devem ignorar as sugestões da IA com base no seu julgamento clínico.
- Crie ciclos de feedback em que os membros da equipa possam comunicar problemas ou desafios, promovendo uma cultura de aprendizagem contínua.

Etapa 4: Teste piloto

Antes de uma implementação em grande escala, uma fase piloto permite à clínica testar o sistema de IA numa escala mais pequena. Durante esta fase, os médicos podem avaliar a eficácia da tecnologia, identificar problemas de integração e afinar os fluxos de trabalho.

Melhores práticas:

- Selecionar um conjunto pequeno e manejável de doentes para testar a ferramenta de IA.
- Recolher dados sobre a exatidão, a rapidez e o impacto da ferramenta na tomada de decisões clínicas.
- Utilize o teste-piloto como uma oportunidade para obter feedback dos médicos, do pessoal e dos doentes.

Etapa 5: Monitorizar e avaliar o desempenho

Depois de a IA ter sido integrada na prática, a monitorização e a avaliação contínuas são essenciais para garantir que a tecnologia continua a cumprir os objectivos clínicos e operacionais. Auditorias regulares e sessões de feedback ajudarão a identificar áreas de melhoria e a garantir que as ferramentas de IA estão a ser utilizadas de forma eficaz.

Melhores práticas:
- Efetuar análises regulares do desempenho para avaliar a precisão dos modelos de IA na tomada de decisões clínicas e nas tarefas de diagnóstico.
- Recolher dados sobre os resultados dos doentes para avaliar se a implementação da IA conduz a melhorias nas taxas de sucesso dos tratamentos e na satisfação dos doentes.
- Acompanhe quaisquer melhorias no fluxo de trabalho (por exemplo, redução dos tempos de tratamento, menos consultas de acompanhamento ou melhor utilização dos recursos).

Passo 6: Promover a colaboração entre a IA e os médicos

A IA deve complementar, e não substituir, os conhecimentos do médico. Manter um equilíbrio entre o julgamento humano e a assistência da IA é fundamental para garantir que as ferramentas de IA melhorem a tomada de decisões clínicas sem diminuir o papel do médico.

Melhores práticas:
- Incentivar a colaboração entre os médicos e as ferramentas de IA, em que a IA apoia as decisões de diagnóstico, o planeamento do tratamento e a orientação dos procedimentos.
- Promover uma mentalidade de parceria, em que a IA é vista como uma ferramenta para melhorar os cuidados aos doentes e não como um substituto dos conhecimentos clínicos.
- Assegurar que todas as recomendações geradas pela IA são revistas por clínicos experientes, que podem tomar as decisões finais de tratamento com base nas necessidades e preferências do doente.

Capítulo 16: Tendências futuras em IA e Endodontia

1. *Robôs endodônticos totalmente autónomos*

Um dos desenvolvimentos mais interessantes no horizonte é a possibilidade de sistemas robóticos totalmente autónomos que podem realizar procedimentos endodônticos com pouca ou nenhuma intervenção humana. Estes robôs utilizam algoritmos de IA para analisar os dados do paciente, planear o tratamento e executar procedimentos como a terapia do canal radicular e a apicoectomia.[79]

- Maior precisão: Os robôs autónomos serão capazes de realizar procedimentos com uma precisão sem paralelo, melhorando os resultados e reduzindo os erros humanos.
- Redução dos tempos de tratamento: A automatização pode reduzir significativamente o tempo necessário para determinados procedimentos, aumentando a eficiência em consultórios dentários muito ocupados.

2. *Assistência em Realidade Aumentada (RA) baseada em IA*

Os sistemas de realidade aumentada alimentados por IA poderiam ser utilizados em tempo real durante os procedimentos endodônticos para guiar os clínicos com instruções passo a passo. Estes sistemas poderiam sobrepor modelos 3D da anatomia do canal radicular diretamente na vista do clínico, permitindo intervenções mais precisas.

- Orientação em tempo real: A RA pode ajudar os médicos a visualizar as estruturas internas do dente em três dimensões, melhorando a precisão durante a preparação e obturação do canal radicular.
- Formação melhorada: As ferramentas de realidade aumentada podem ser utilizadas para formar novos médicos, fornecendo

-feedback em tempo real e visualização de procedimentos óptimos.

3. *IA na medicina dentária genética e personalizada*

À medida que o campo da genómica avança, a IA pode ser utilizada para analisar dados genéticos para prever a probabilidade de um paciente desenvolver doenças dentárias como a periodontite apical ou fracturas radiculares. Isto permitiria planos de tratamento altamente personalizados com base em predisposições genéticas.[100]

- Tratamento preventivo: A IA poderia identificar os doentes com maior risco de complicações antes de estas ocorrerem, permitindo a adoção de medidas preventivas para mitigar potenciais problemas.
- Cuidados personalizados: Ao integrar dados genéticos com métodos de diagnóstico tradicionais, os médicos podem oferecer tratamentos adaptados à constituição genética do paciente, melhorando o sucesso global dos procedimentos endodônticos.

A medicina dentária é um domínio perfeito para utilizar a IA, uma vez que os dados dentários e as radiografias foram digitalizados. As soluções de IA estão atualmente a ser utilizadas para transformar os cuidados prestados aos pacientes e a produtividade dos consultórios dentários. As vantagens futuras esperadas superam os perigos, pelo que é simples ver a superação dos perigos da imprecisão, da desconfiança entre humanos e computadores, das questões de segurança dos dados e das disparidades de aplicação. A IA tem-se mostrado promissora na orientação de procedimentos cirúrgicos e no planeamento de tratamentos. A criação de modelos 3D para o planeamento cirúrgico foi acelerada pela segmentação automática de dentes individuais e canais radiculares utilizando imagens de CBCT em conjunto com a aprendizagem profunda de caraterísticas multitarefa. Para além de poupar tempo, isto permite implementar planos de tratamento mais precisos, especialmente para procedimentos difíceis de canal radicular. O planeamento do tratamento com recurso à IA tem um enorme potencial para melhorar as taxas de sucesso e a previsibilidade das operações endodônticas.

As futuras práticas endodônticas serão grandemente afectadas pelas aplicações de IA, que podem melhorar a precisão e a eficiência, ao mesmo tempo que alteram muitas facetas dos cuidados ao paciente e da administração do consultório. A tomada de decisões baseada em dados e o trabalho em equipa multidisciplinar são necessários ao integrar a IA na prática endodôntica de rotina para o planeamento do diagnóstico e do tratamento. Isto abrange a análise e interpretação de imagens biológicas, a criação de programas de tratamento individualizados que têm em conta a informação do paciente, resultados anteriores e recomendações baseadas em evidências. Pode também incluir processos guiados em tempo real assistidos por realidade aumentada, melhorar a eficácia do fluxo de trabalho e o controlo de qualidade, promover a investigação e a síntese de conhecimentos e apoiar a formação contínua para o crescimento profissional.

Os sistemas de IA são capazes de compreender imagens dentárias através da utilização de técnicas de visão por computador, como a segmentação e a classificação para a análise de dados visuais. No entanto, como referido anteriormente, é necessária uma validação exaustiva antes da integração clínica dos sistemas de IA, devendo ser dada prioridade máxima à ética da privacidade e da transparência. A IA tem um enorme potencial para melhorar a investigação endodôntica, o ensino, a escrita científica, o diagnóstico, o planeamento do tratamento e os cuidados com os pacientes, desde que seja desenvolvida de forma responsável e se baseie numa colaboração multidisciplinar. A IA e a endodontia podem avançar juntas com o objetivo de beneficiar os pacientes, trazendo uma nova era de conhecimentos orientados por dados para complementar o conhecimento especializado e a experiência.

A IA tem o potencial de transformar completamente a prática endodôntica de várias maneiras, incluindo a melhoria da tomada de decisões clínicas e o diagnóstico e tratamento de pacientes. Inquestionavelmente, a inteligência artificial (IA) desempenhará um papel significativo na endodontia no futuro. Como investigadores, clínicos e educadores, é nosso dever abraçar esta tecnologia, compreender as suas subtilezas e esforçarmo-nos para a sua utilização ética e responsável.

Referências

1. Arsiwala-Scheppach LT, Chaurasia A, Müller A, Krois J, Schwendicke F. Machine Learning in Dentistry: A Scoping Review. J Clin Med. 2023 Jan 25;12(3):937. doi: 10.3390/jcm12030937. PMID: 36769585; PMCID: PMC9918184.
2. Sharma T, Poonam, Arora R. The Evolution of Artificial Intelligence - A Comprehensive Review (A Evolução da Inteligência Artificial - Uma Revisão Abrangente). Revista Internacional de Ciência, Engenharia e Tecnologia. 2024:12:3.
3. Aminoshariae A, Kulild J, Nagendrababu V. Artificial Intelligence in Endodontics: Aplicações actuais e direcções futuras. J Endod. 2021 Sep; 47 (9): 1352-1357. doi: 10.1016 / j.joen.2021.06.003. Epub 2021 Jun 10. PMID: 34119562.
4. Albuquerque D, Kottoor J, Hammo M. Considerações endodônticas e clínicas no manejo da anatomia variável em pré-molares inferiores: uma revisão de literatura. Biomed Res Int. 2014;2014:512574. doi: 10.1155/2014/512574. Epub 2014 May 8. PMID: 24895584; PMCID: PMC4034431.
5. Mohammad-Rahimi H, Sohrabniya F, Ourang SA, Dianat O, Aminoshariae A, Nagendrababu V, Dummer PMH, Duncan HF, Nosrat A. Artificial intelligence in endodontics: Preparação de dados, aplicações clínicas, considerações éticas, limitações e direcções futuras. Int Endod J. 2024 Nov;57(11):1566-1595. doi: 10.1111/iej.14128. Epub 2024 Jul 29. PMID: 39075670.
6. Mathew M. Imagens 3D em endodontia: uma nova era no diagnóstico e tratamento. Br Dent J. 2024;236:868. https://doi.org/10.1038/s41415-024-7347-2.
7. Asgary S. Artificial Intelligence in Endodontics: A Scoping Review. Iran Endod J. 2024;19(2):85-98. doi: 10.22037/iej.v19i2.44842. PMID: 38577001; PMCID: PMC10988643.
8. Aminoshariae A, Kulild J, Nagendrababu V. Artificial Intelligence in Endodontics: Current Applications and Future Diretions. J Endod. 2021 Sep; 47 (9): 1352-1357. doi: 10.1016 / j.joen.2021.06.003. Epub 2021 Jun 10. PMID: 34119562.
9. Fukuda M, Inamoto K, Shibata N, Ariji Y, Yanashita Y, Kutsuna S, Nakata K, Katsumata A, Fujita H, Ariji E. Avaliação de um sistema de inteligência artificial para a deteção de fracturas radiculares verticais em radiografias panorâmicas. Oral Radiol. 2020 Oct;36(4):337-343. doi: 10.1007/s11282-019-00409-x. Epub 2019 Sep 18. PMID: 31535278.
10. Khosravi M, Zare Z, Mojtabaeian SM, Izadi R. Artificial Intelligence and Decision-Making in Healthcare: A Thematic Analysis of a Systematic Review of Reviews (Análise

Temática de uma Revisão Sistemática de Revisões). Health Serv Res Manag Epidemiol. 2024 Mar 5;11:23333928241234863. doi: 10.1177/23333928241234863. PMID: 38449840; PMCID: PMC10916499.

11. Lee S, Kim HS. Prospect of Artificial Intelligence Based on Electronic Medical Record. J Lipid Atheroscler. 2021 Sep; 10 (3): 282-290. doi: 10.12997 / jla.2021.10.3.282. Epub 2021 Jul 13. PMID: 34621699; PMCID: PMC8473961.
12. Rivero-Moreno Y, Echevarria S, Vidal-Valderrama C, Pianetti L, Cordova-Guilarte J, Navarro-Gonzalez J, Acevedo-Rodríguez J, Dorado-Avila G, Osorio-Romero L, Chavez-Campos C, Acero-Alvarracín K. Robotic Surgery: A Comprehensive Review of the Literature and Current Trends (Uma revisão abrangente da literatura e tendências actuais). Cureus. 2023 Jul 24;15(7):e42370. doi: 10.7759/cureus.42370. PMID: 37621804; PMCID: PMC10445506.
13. Liu L, Watanabe M, Ichikawa T. Robotics in Dentistry: A Narrative Review. Dent J (Basel). 2023 Feb 24;11(3):62. doi: 10.3390/dj11030062. PMID: 36975559; PMCID: PMC10047128.
14. Dong J. Tese de doutoramento. Universidade de Columbia; Nova Iorque, NY, EUA: 2003. Planeamento baseado em regras para tratamento endodôntico automatizado: Da Radiografia Dentária, Modelação Tridimensional por Computador à Seleção de Ferramentas e Controlo do Percurso.
15. Reddy K, Gharde P, Tayade H, Patil M, Reddy LS, Surya D. Advancements in Robotic Surgery: A Comprehensive Overview of Current Utilizations and Upcoming Frontiers. Cureus. 2023 Dez 12;15(12):e50415. doi: 10.7759/cureus.50415. PMID: 38222213; PMCID: PMC10784205.
16. Davenport T, Kalakota R. O potencial da inteligência artificial nos cuidados de saúde. Future Healthc J. 2019 Jun;6(2):94-98. doi: 10.7861/futurehosp.6-2-94. PMID: 31363513; PMCID: PMC6616181.
17. Ahmed Z, Mohamed K, Zeeshan S, Dong X. Inteligência artificial com desenvolvimento de plataforma de aprendizagem automática multifuncional para melhores cuidados de saúde e medicina de precisão. Base de dados (Oxford). 2020 Jan 1;2020:baaa010. doi: 10.1093/database/baaa010. PMID: 32185396; PMCID: PMC7078068.
18. Benke K, Benke G. Artificial Intelligence and Big Data in Public Health (Inteligência Artificial e Grandes Dados na Saúde Pública). Int J Environ Res Public Health. 2018 Dez 10;15(12):2796. doi: 10.3390/ijerph15122796. PMID: 30544648; PMCID: PMC6313588.

19. Papantonopoulos G, Gogos C, Housos E, Bountis T, Loos BG. Previsão dos níveis ósseos de implantes individuais e a existência de "fenótipos" de implantes. Clin Oral Implants Res. 2017 Jul;28(7):823-832. doi: 10.1111/clr.12887. Epub 2016 Jun 1. PMID: 27252014.
20. Qu Y, Lin Z, Yang Z, Lin H, Huang X, Gu L. Modelos de aprendizagem automática para previsão de prognóstico em microcirurgia endodôntica. J Dent. 2022 Mar;118:103947. doi: 10.1016/j.jdent.2022.103947. Epub 2022 Jan 10. PMID: 35021070.
21. Karkehabadi H, Khoshbin E, Ghasemi N, Mahavi A, Mohammad-Rahimi H, Sadr S. Deep learning for determining the difficulty of endodontic treatment: a pilot study. BMC Saúde Oral. 2024 May 17;24(1):574. doi: 10.1186/s12903-024-04235-4. PMID: 38760686; PMCID: PMC11102254.
22. Ramezanzade S, Laurentiu T, Bakhshandah A, Ibragimov B, Kvist T, Bjørndal L. The efficiency of artificial intelligence methods for finding radiographic features in different endodontic treatments-a systematic review. Ata Odontol. Scand. 2023;81:422-435. doi: 10.1080/00016357.2022.2158929.
23. Khanagar SB, Alfadley A, Alfouzan K, Awawdeh M, Alaqla A, Jamleh A. Developments and Performance of Artificial Intelligence Models Designed for Application in Endodontics: A Systematic Review. Diagnostics. 2023;13:414. doi: 10.3390/diagnostics13030414.
24. Zheng Z, Yan H, Setzer F.C, Shi K.J, Mupparapu M, Li J. Aprendizagem profunda com restrições anatómicas para automatizar a segmentação de CBCT dentária e a deteção de lesões. IEEE Trans. Autom. Sci. Eng. 2021; 18: 603-614. doi: 10.1109 / TASE.2020.3025871.
25. Fukuda M, Inamoto K, Shibata N, Ariji Y, Yanashita Y, Kutsuna S, Nakata K, Katsumata A, Fujita H, Ariji E. Avaliação de um sistema de inteligência artificial para a deteção de fracturas radiculares verticais em radiografias panorâmicas. Oral Radiol. 2019;36:337-343. doi: 10.1007/s11282-019-00409-x.
26. Kositbowornchai S, Plermkamon S, Tangkosol T. Performance of an artificial neural network for vertical root fracture detection: Um estudo ex vivo. Dent. Traumatol. 2013;29:151-155. doi: 10.1111/j.1600-9657.2012.01148.x.
27. Schwendicke F, Rossi JG, Göstemeyer G, Elhennawy K, Cantu AG, Gaudin R, Chaurasia A, Gehrung S, Krois J. Custo-eficácia da Inteligência Artificial para a Deteção de Cáries Proximais. J Dent Res. 2021 Abr; 100 (4): 369-376. doi: 10.1177 / 0022034520972335. Epub 2020 Nov 16. PMID: 33198554; PMCID: PMC7985854.

28. Chen SL, Chen TY, Mao YC, Lin SY, Huang YY, Chen CA, Lin YJ, Hsu YM, Li CA, Chiang WY, Wong KY, Abu PAR. Automated Detection System Based on Convolution Neural Networks for Retained Root, Endodontic Treated Teeth, and Implant Recognition on Dental Panoramic Images. Jornal de Sensores IEEE. 2022;22(23):23293–306.
29. Hasan HA, Saad FH, Ahmed S, Mohammed N, Farook TH, Dudley J. Validação experimental de métodos de visão por computador para a deteção bem sucedida da obturação e progressão do tratamento endodôntico a partir de radiografias ruidosas. Oral Radiol. 2023;39(4):683-98. doi: 10.1007/s11282-023-00685-8.
30. Hiraiwa T, Ariji Y, Fukuda M, Kise Y, Nakata K, Katsumata A, Fujita H, Ariji E. Um sistema de inteligência artificial de aprendizagem profunda para avaliação da morfologia radicular do primeiro molar inferior em radiografia panorâmica. Dentomaxillofac Radiol. 2019;48(3) doi: 10.1259/dmfr.20180218.
31. Duan W, Chen Y, Zhang Q, Lin X, Yang X. Segmentação refinada de dentes e polpa usando U-Net em imagens de CBCT. Dentomaxillofac Radiol. 2021;50(6) doi: 10.1259/dmfr.20200251.
32. Lahoud P, EzEldeen M, Beznik T, Willems H, Leite A, Van Gerven A, Jacobs R. Artificial Intelligence for Fast and Accurate 3-Dimensional Tooth Segmentation on Cone-beam Computed Tomography. J Endod. 2021;47(5):827-35. doi: 10.1016/j.joen.2020.12.020.
33. Leite AF, Gerven AV, Willems H, Beznik T, Lahoud P, Gaêta-Araujo H, Vranckx M, Jacobs R. Artificial intelligence-driven novel tool for tooth detection and segmentation on panoramic radiographs. Clin Oral Investig. 2021;25(4):2257-67. doi: 10.1007/s00784-020-03544-6.
34. Lin X, Fu Y, Ren G, Yang X, Duan W, Chen Y, Zhang Q. Inteligência Artificial Guiada por Tomografia Micro-Computada para a Segmentação de Cavidades Pulpares e Dentes em Tomografia Computorizada de Feixe Cónico. J Endod. 2021;47(12):1933-41. doi: 10.1016/j.joen.2021.09.001.
35. Sherwood AA, Sherwood AI, Setzer FC, K SD, Shamili JV, John C, Schwendicke F. Uma abordagem de aprendizagem profunda para segmentar e classificar morfologias de canais em forma de C em segundos molares mandibulares utilizando tomografia computorizada de feixe cónico. J Endod. 2021;47(12):1907-16. doi: 10.1016/j.joen.2021.09.009.
36. Jeon SJ, Yun JP, Yeom HG, Shin WS, Lee JH, Jeong SH, Seo MS. Deep-learning for predicting C-shaped canals in mandibular second molars on panoramic radiographs. Dentomaxillofac Radiol. 2021;50(5):20200513. doi: 10.1259/dmfr.20200513.

37. Yang S, Lee H, Jang B, Kim KD, Kim J, Kim H, Park W. Desenvolvimento e validação de um modelo de aprendizagem profunda visualmente explicável para a classificação de canais em forma de C dos segundos molares mandibulares em radiografias dentárias periapicais e panorâmicas. J Endod. 2022;48(7):914-21. doi: 10.1016/j.joen.2022.04.007.

38. Wang Y, Xia W, Yan Z, Zhao L, Bian X, Liu C, Qi Z, Zhang S, Tang Z. Planeamento do tratamento do canal radicular através da segmentação automática do dente e do canal radicular em CBCT dentário com aprendizagem profunda de caraterísticas multitarefa. Med Image Anal. 2023:85. doi: 10.1016/j.media.2023.102750.

39. Ghaznavi Bidgoli SA, Sharifi A, Manthouri M. Automatic diagnosis of dental diseases using convolutional neural network and panoramic radiographic images. Métodos Informáticos em Biomecânica e Engenharia Biomédica: Imagem e Visualização. 2021;9(5):447-55.

40. Oztekin F, Katar O, Sadak F, Yildirim M, Cakar H, Aydogan M, Ozpolat Z, Talo Yildirim T, Yildirim O, Faust O, Acharya UR. Um modelo de aprendizagem profunda explicável para prever cáries dentárias usando imagens de radiografia panorâmica. Diagnostics (Basileia). 2023;13(2) doi: 10.3390/diagnostics13020226.

41. Tumbelaka BY, Oscandar F, Baihaki FN, Sitam S, Rukmo MJSEJ. Identificação de pulpite em radiografia periapical dentária com base na deteção de bordas, descrição de textura e redes neurais artificiais. 2014;4(3):115-21.

42. Zheng L, Wang H, Mei L, Chen Q, Zhang Y, Zhang H. Inteligência artificial em cariologia digital: uma nova ferramenta para o diagnóstico de cáries profundas e pulpite usando redes neurais convolucionais. Ann Transl Med. 2021;9(9):763. doi: 10.21037/atm-21-119.

43. Saghiri MA, Asgar K, Boukani KK, Lotfi M, Aghili H, Delvarani A, Karamifar K, Saghiri AM, Mehrvarzfar P, Garcia-Godoy F. Uma nova abordagem para localizar o forame apical menor usando uma rede neural artificial. Int Endod J. 2012;45(3):257-65. doi: 10.1111/j.1365-2591.2011.01970.x

44. Saghiri MA, Garcia-Godoy F, Gutmann JL, Lotfi M, Asgar K. A fiabilidade da rede neural artificial na localização do forame apical menor: um estudo em cadáveres. J Endod. 2012;38(8):1130-4. doi: 10.1016/j.joen.2012.05.004.

45. Qiao X, Zhang Z, Chen XJAS. Método de impedância multifrequencial baseado em rede neural para medição do comprimento do canal radicular. 2020;10(21)

46. Kositbowornchai S, Plermkamon S, Tangkosol T. Desempenho de uma rede neural artificial para a deteção de fracturas radiculares verticais: um estudo ex vivo. Dent Traumatol. 2013;29(2):151-5. doi: 10.1111/j.1600-9657.2012.01148.x

47. Johari M, Esmaeili F, Andalib A, Garjani S, Saberkari H. Deteção de fracturas radiculares verticais em dentes pré-molares intactos e tratados endodonticamente através da conceção de uma rede neural probabilística: um estudo ex vivo. Dentomaxillofac Radiol. 2017;46(2):20160107. doi: 10.1259/dmfr.20160107.

48. Mikrogeorgis G, Eirinaki E, Kapralos V, Koutroulis A, Lyroudia K, Pitas I. Diagnóstico de fracturas radiculares verticais em dentes tratados endodonticamente utilizando Radiografia de Subtração Digital: Um relatório de série de casos. Aust Endod J. 2018;44(3):286-91. doi: 10.1111/aej.12240.

49. Fukuda M, Inamoto K, Shibata N, Ariji Y, Yanashita Y, Kutsuna S, Nakata K, Katsumata A, Fujita H, Ariji E. Avaliação de um sistema de inteligência artificial para a deteção de fracturas radiculares verticais em radiografias panorâmicas. Oral Radiol. 2020;36(4):337-43. doi: 10.1007/s11282-019-00409-x.

50. Vicory J, Chandradevan R, Hernandez-Cerdan P, Huang WA, Fox D, Qdais LA, McCormick M, Mol A, Walters R, Marron JS, Geha H, Khan A, Paniagua B. Deteção de microfracturas dentárias utilizando caraterísticas wavelet e aprendizagem automática. Proc SPIE Int Soc Opt Eng. 2021 doi: 10.1117/12.2580744.

51. Hu Z, Cao D, Hu Y, Wang B, Zhang Y, Tang R, Zhuang J, Gao A, Chen Y, Lin Z. Diagnóstico de fratura radicular vertical in vivo utilizando a aprendizagem profunda em imagens de TC de feixe cónico. BMC Saúde Oral. 2022;22(1):382. doi: 10.1186/s12903-022-02422-9.

52. Okada K, Rysavy S, Flores A, Linguraru MG. Diagnóstico diferencial não invasivo de lesões periapicais dentárias em tomografias computadorizadas de feixe cônico. Med Phys. 2015;42(4):1653-65. doi: 10.1118/1.4914418.

53. Birdal RG, Gumus E, Sertbas A, Birdal IS. Deteção automatizada de lesões em radiografias panorâmicas dentárias. Oral Radiol. 2016;32(2):111-8.

54. Ekert T, Krois J, Meinhold L, Elhennawy K, Emara R, Golla T, Schwendicke F. Deep Learning for the Radiographic Detection of Apical Lesions (Aprendizagem profunda para a deteção radiográfica de lesões apicais). J Endod. 2019;45(7):917-22. doi: 10.1016/j.joen.2019.03.016.

55. Endres MG, Hillen F, Salloumis M, Sedaghat AR, Niehues SM, Quatela O, Hanken H, Smeets R, Beck-Broichsitter B, Rendenbach C, Lakhani K, Heiland M, Gaudin RA.

Desenvolvimento de um Algoritmo de Aprendizagem Profunda para a Deteção de Doenças Periapicais em Radiografias Dentárias. Diagnóstico (Basileia). 2020;10(6) doi: 10.3390/diagnostics10060430.

56. Orhan K, Bayrakdar IS, Ezhov M, Kravtsov A, Özyürek T. Avaliação da inteligência artificial para a deteção de pathosis periapical em tomografias computorizadas de feixe cónico. Int Endod J. 2020;53(5):680-9. doi: 10.1111/iej.13265.

57. Setzer FC, Shi KJ, Zhang Z, Yan H, Yoon H, Mupparapu M, Li J. Artificial Intelligence for the Computer-aided Detection of Periapical Lesions in Cone-beam Computed Tomographic Images (Inteligência artificial para a deteção assistida por computador de lesões periapicais em imagens tomográficas computorizadas de feixe cónico). J Endod. 2020;46(7):987-93. doi: 10.1016/j.joen.2020.03.025.

58. Chen H, Li H, Zhao Y, Zhao J, Wang Y. Deteção de doenças dentárias em radiografias periapicais com base em redes neurais convolucionais profundas. Int J Comput Assist Radiol Surg. 2021;16(4):649-61. doi: 10.1007/s11548-021-02319-y.

59. Li CW, Lin SY, Chou HS, Chen TY, Chen YA, Liu SY, Liu YL, Chen CA, Huang YC, Chen SL, Mao YC, Abu PAR, Chiang WY, Lo WS. Deteção de lesões apicais dentárias utilizando cnns na radiografia periapical. Sensores. 2021;21(21) doi: 10.3390/s21217049.

60. Pauwels R, Brasil DM, Yamasaki MC, Jacobs R, Bosmans H, Freitas DQ, Haiter-Neto F. Inteligência artificial para deteção de lesões periapicais em radiografias intra-orais: Comparação entre redes neurais convolucionais e observadores humanos. Oral Surg Oral Med Oral Pathol Oral Radiol. 2021;131(5):610-6. doi: 10.1016/j.oooo.2021.01.018.

61. Calazans MAA, Ferreira F, Alcoforado M, Santos AD, Pontual ADA, Madeiro F. Sistema de Classificação Automática de Lesões Periapicais em Tomografia Computorizada de Feixe Cónico. Sensors (Basel). 2022;22(17) doi: 10.3390/s22176481.

62. Hamdan MH, Tuzova L, Mol A, Tawil PZ, Tuzoff D, Tyndall DA. O efeito de uma ferramenta de aprendizagem profunda no desempenho dos dentistas na deteção de radiolucências apicais em radiografias periapicais. Dentomaxillofac Radiol. 2022;51(7) doi: 10.1259/dmfr.20220122.

63. Kirnbauer B, Hadzic A, Jakse N, Bischof H, Stern D. Automatic Detection of Periapical Osteolytic Lesions on Cone-beam Computed Tomography Using Deep Convolutional Neuronal Networks. J Endod. 2022;48(11):1434-40. doi: 10.1016/j.joen.2022.07.013.

64. Patel J, Mital D, Singhal V, Srinivasan S, Wu H, Mehta S. Viabilidade do diagnóstico diferencial automático de lesões periapicais de origem endodôntica - um estudo piloto. Int J Med Eng Inform. 2023;15(5):430-41.

65. Campo L, Aliaga IJ, De Paz JF, García AE, Bajo J, Villarubia G, Corchado JM. Previsões de retratamento em odontologia por meio de sistemas CBR. Comput Intell Neurosci. 2016;2016:7485250. doi: 10.1155/2016/7485250.
66. Herbst CS, Schwendicke F, Krois J, Herbst SR. Associação entre os factores ao nível do paciente, do dente e do tratamento e o insucesso do tratamento do canal radicular: Um estudo longitudinal retrospetivo e de aprendizagem automática. J Dent. 2022:117. doi: 10.1016/j.jdent.2021.103937.
67. Qu Y, Lin Z, Yang Z, Lin H, Huang X, Gu L. Modelos de aprendizagem automática para previsão de prognóstico em microcirurgia endodôntica. J Dent. 2022:118. doi: 10.1016/j.jdent.2022.103947.
68. Li Y, Zeng G, Zhang Y, Wang J, Jin Q, Sun L, Zhang Q, Lian Q, Qian G, Xia N, Peng R, Tang K, Wang S, Wang Y. AGMB-Transformer: Anatomy-Guided Multi-Branch Transformer Network for Automated Evaluation of Root Canal Therapy (Rede de Transformadores Multi-Ramo Orientada pela Anatomia para Avaliação Automatizada da Terapia do Canal Radicular). IEEE Journal of Biomedical and Health Informatics. 2022;26(4):1684-95. doi: 10.1109/JBHI.2021.3129245.
69. Lee J, Seo H, Choi YJ, Lee C, Kim S, Lee YS, Lee S, Kim E. An Endodontic Forecasting Model Based on the Analysis of Preoperative Dental Radiographs: A Pilot Study on an Endodontic Predictive Deep Neural Network. J Endod. 2023;49(6):710-9. doi: 10.1016/j.joen.2023.03.015.
70. Herbst SR, Herbst CS, Schwendicke F. A avaliação de risco pré-operatória não permite prever o comprimento da obturação radicular utilizando a aprendizagem automática: Um estudo longitudinal. J Dent. 2023:128. doi: 10.1016/j.jdent.2022.104378.
71. Qu Y, Wen Y, Chen M, Guo K, Huang X, Gu L. Previsão da dificuldade dos casos em microcirurgia endodôntica utilizando algoritmos de aprendizagem automática. J Dent. 2023:133. doi: 10.1016/j.jdent.2023.104522.
72. Mallishery S, Chhatpar P, Banga KS, Shah T, Gupta P. The precision of case difficulty and referral decisions: an innovative automated approach. Clin Oral Investig. 2020;24(6):1909-15. doi: 10.1007/s00784-019-03050-4.
73. Alowais SA, Alghamdi SS, Alsuhebany N, Alqahtani T, Alshaya AI, Almohareb SN, Aldairem A, Alrashed M, Bin Saleh K, Badreldin HA, Al Yami MS, Al Harbi S, Albekairy AM. Revolucionar os cuidados de saúde: o papel da inteligência artificial na prática clínica. BMC Med Educ. 22 de setembro de 2023; 23 (1): 689. doi: 10.1186 / s12909-023-04698-z. PMID: 37740191; PMCID: PMC10517477.

74. Ahsan MM, Luna SA, Siddique Z. Diagnóstico de doenças baseado na aprendizagem automática: uma análise exaustiva. Cuidados de saúde. 2022;10(3):541. doi: 10.3390/healthcare10030541.

75. Matheny ME, Whicher D, Thadaney Israni S. Artificial Intelligence in Health Care: a Report from the National Academy of Medicine (Inteligência artificial nos cuidados de saúde: um relatório da Academia Nacional de Medicina). JAMA. 2020;323(6):509-10. doi: 10.1001/jama.2019.21579.

76. Agrawal P, Nikhade P. Artificial Intelligence in Dentistry: Passado, Presente e Futuro. Cureus. 2022;14(7):e27405. doi: 10.7759/cureus.27405.

77. Aplicação da inteligência artificial em medicina dentária. Shan T, Tay FR, Gu L. J Dent Res. 2021;100:232-244. doi: 10.1177/0022034520969115

78. Aminoshariae A, Nosrat A, Nagendrababu V, Dianat O, Mohammad-Rahimi H, O'Keefe AW, Setzer FC. Artificial intelligence in endodontic education (Inteligência artificial na educação endodôntica). J Endod. 2024;50(5): 562-578.

79. Parinitha MS, Doddawad VG, Kalgeri SH, Gowda SS, Patil S. Impacto da Inteligência Artificial na Endodontia: Precisão, previsões e perspectivas. J Med Signals Sens. 2024 Set 2;14:25. doi: 10.4103/jmss.jmss_7_24. PMID: 39380771; PMCID: PMC11460994.

80. Rokhshad R, Ducret M, Chaurasia A, Karteva T, Radenkovic M, Roganovic J, Hamdan M, Mohammad-Rahimi H, Krois J, Lahoud P, Schwendicke F. Ethical considerations on artificial intelligence in dentistry: A framework and checklist. J Dent. 2023 Aug;135:104593. doi: 10.1016/j.jdent.2023.104593. Epub 2023 Jun 22. PMID: 37355089.

81. Thurzo A, Urbanová W, Novák B, Czako L, Siebert T, Stano P, Mareková S, Fountoulaki G, Kosnáčová H, Varga I. Onde é que a Inteligência Artificial é aplicada em Medicina Dentária? Revisão sistemática e análise da literatura. Cuidados de saúde (Basileia). 2022 Jul 8;10(7):1269. doi: 10.3390/healthcare10071269. PMID: 35885796; PMCID: PMC9320442.

82. Schwendicke F, Büttner M. Artificial intelligence: advances and pitfalls (Inteligência artificial: avanços e armadilhas). Br Dent J. 2023 maio;234(10):749-750. doi: 10.1038/s41415-023-5855-0. Epub 2023 maio 26. PMID: 37237204.

83. Huang J, Farpour N, Yang BJ, Mupparapu M, Lure F, Li J, Yan H, Setzer FC. Uncertainty-based Active Learning by Bayesian U-Net for Multi-label Cone-beam CT Segmentation. J Endod. 2024 Feb;50(2):220-228. doi: 10.1016/j.joen.2023.11.002. Epub 2023 Nov 17. PMID: 37979653; PMCID: PMC10842728.

84. Shurrab S, Duwairi R. Self-supervised learning methods and applications in medical imaging analysis: a survey. PeerJ Computer Science. 2022;8:e1045.
85. Kora P, Ooi CP, Faust O, Raghavendra U, Gudigar A, Chan WY, Meenakshi K, Swaraja K, Plawiak P, Acharya UR. Técnicas de aprendizagem por transferência para análise de imagens médicas: uma revisão. Biocybern Biomed Eng. 2022;42(1):79-107.
86. Caron M, Touvron H, Misra I, Jégou H, Mairal J, Bojanowski P, Joulin A. 2021. Propriedades emergentes em transformadores de visão auto-supervisionados. Em: Proceedings of the IEEE/CVF International Conference on Computer Vision. p. 96509660. doi:10.48550/arXiv.2104.14294.
87. Dosovitskiy A, Beyer L, Kolesnikov A, Weissenborn D, Zhai X, Unterthiner T, Dehghani M, Minderer M, Heigold G, Gelly S, et al. 2020. Uma imagem vale 16x16 palavras: transformadores para reconhecimento de imagem em escala. ArXiv. abs/2010.11929.
88. Khanagar SB, Alfadley A, Alfouzan K, Awawdeh M, Alaqla A, Jamleh A. 2023. Desenvolvimento e desempenho de modelos de inteligência artificial concebidos para aplicação em endodontia: uma revisão sistemática. Diagnostics (Basileia). 13(3):414. doi:10.3390/diagnostics13030414.
89. Sahu P, Fishbaugh J, Vicory J, Khan A, Paniagua B. Adaptação do domínio de fourier 3D para melhorar a segmentação de dentes de CBCT sob a mudança de parâmetros do scanner. 2023 IEEE 20th International Symposium on Biomedical Imaging (ISBI), Cartagena, Colômbia. p. 1-5. doi:10.1109/ ISBI53787.2023.10230669.
90. Setzer FC, Li J, Khan AA. A utilização da Inteligência Artificial na Endodontia. J Dent Res. 2024 Aug;103(9):853-862. doi: 10.1177/00220345241255593. Epub 2024 May 31. PMID: 38822561; PMCID: PMC11378448.
91. Uegami W, Bychkov A, Ozasa M, Uehara K, Kataoka K, Johkoh T, Kondoh Y, Sakanashi H, Fukuoka J. MIXTURE of human expertise and deep learning - desenvolvimento de um modelo explicável para prever o diagnóstico patológico e a sobrevivência em doentes com doença pulmonar intersticial. Mod Pathol. 2022;35(8):1083–1091. doi:10.1038/s41379-022-01025-7.
92. Rokhshad R, Ducret M, Chaurasia A, Karteva T, Radenkovic M, Roganovic J, Hamdan M, Mohammad-Rahimi H, Krois J, Lahoud P, et al. Ethical considerations on artificial intelligence in dentistry: a framework and checklist. J Dent. 2023;135:104593. doi:10.1016/j.jdent.2023.104593.

93. Whang SE, Roh Y, Song H, Lee JG. Coleta de dados e desafios de qualidade no aprendizado profundo: uma perspetiva de IA centrada em dados. VLDB J. 2023;32:791813. doi:10.48550/arXiv.2112.06409.

94. Azizi S, Culp L, Freyberg J, Mustafa B, Baur S, Kornblith S, Chen T, Tomasev N, Mitrović J, Strachan P, et al. Generalização robusta e eficiente de dados de aprendizado de máquina autossupervisionado para diagnóstico por imagem. Nat Biomed Eng. 2023; 7 (6): 756-779. doi: 10.1038 / s41551-023-01049-7.

95. Zhang J, Li C, Yin Y, Zhang J, Grzegorzek M. Aplicações de redes neurais artificiais na análise de imagens de microrganismos: uma revisão abrangente do perceptron multicamadas convencional à popular rede neural convolucional e ao potencial transformador visual. Artif Intell Rev. 2023;56(2):10131070. doi:10.1007/s10462-022-10192-7.

96. Marwaha J. Artificial intelligence in conservative dentistry and endodontics: A game-changer. J Conserv Dent Endod. 2023;26:514-8. doi: 10.4103/JCDE.JCDE_7_23.

97. Fontenele RC, Gerhardt MD, Pinto JC, Van Gerven A, Willems H, Jacobs R, et al. Influência das obturações dentárias e do tipo de dente no desempenho de uma nova ferramenta baseada em inteligência artificial para a segmentação automática de dentes em imagens CBCT - Um estudo de validação. J Dent. 2022;119:104069. doi: 10.1016/j.jdent.2022.104069.

98. Vodanović M, Subašić M, Milošević DP, Galić I, Brkić H. Inteligência artificial em medicina forense e odontologia forense. J Forensic Odontostomatol. 2023;41:30-41.

99. Ourang SA, Sohrabniya F, Mohammad-Rahimi H, Dianat O, Aminoshariae A, Nagendrababu V, Dummer PMH, Duncan HF, Nosrat A. Artificial intelligence in endodontics: Princípios fundamentais, fluxo de trabalho e tarefas. Int Endod J. 2024 Nov;57(11):1546-1565. doi: 10.1111/iej.14127. Epub 2024 Jul 26. PMID: 39056554.

100. Umer F, Adnan S, Lal A. Research and application of artificial intelligence in dentistry from lower-middle income countries - a scoping review (Investigação e aplicação da inteligência artificial em medicina dentária nos países de rendimento médio-baixo - uma análise de âmbito). BMC Oral Health. 2024 Feb 12;24(1):220. doi: 10.1186/s12903-024-03970-y. PMID: 38347508; PMCID: PMC10860267.

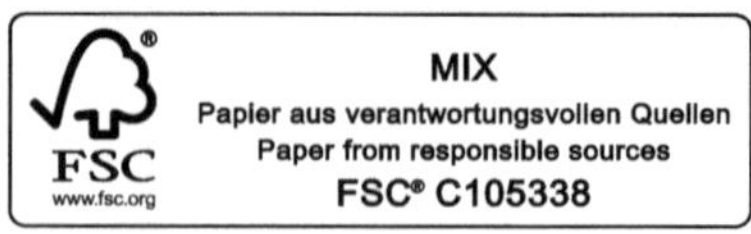

Printed by Books on Demand GmbH, Norderstedt / Germany